# DES HABITATIONS

## ET

## DE L'INFLUENCE DE LEURS DISPOSITIONS

## SUR L'HOMME,

## EN SANTÉ ET EN MALADIE.

# DES HABITATIONS

ET

DE L'INFLUENCE DE LEURS DISPOSITIONS

## SUR L'HOMME,

## EN SANTÉ ET EN MALADIE;

PAR

## P. A. PIORRY,

Docteur en médecine, Médecin de l'hôpital de la Pitié, Agrégé à la Faculté de médecine de Paris,
Professeur de clinique interne, Membre de l'Académie royale de médecine, de la société
de Médecine de Paris, des sociétés Médicales de Tours, de Boulogne; de l'Académie royale de
Médecine de Madrid; de la société médicale de Suède, etc.



---

## PARIS.

### POURCHET, LIBRAIRE-ÉDITEUR,
rue des Grès-Sorbonne, 8.

**J. B. BAILLIÈRE, LIBRAIRE DE L'ACADÉMIE ROYALE DE MÉDECINE,**
rue de l'École-de-Médecine, 13 *bis.*

| LONDRES, | STRASBOURG, |
| --- | --- |
| J. B. BAILLIÈRE, 219, Regent street. | DÉRIVAUX et LEVRAULT, Libraires. |
| MONTPELLIER, | BRUXELLES, |
| CASTEL et SEVALLE, Libraires. | TIRCHER et PÉRICHON, Libraires. |

1838.

# DES HABITATIONS PRIVÉES.

----

## CONSIDÉRATIONS GÉNÉRALES.

1. « L'habitation est l'endroit où l'on demeure; c'est le domicile, la maison. » L'habitation privée est celle du particulier, de l'homme, de sa famille. Les habitations privées comprennent donc toutes les espèces d'habitations qui ne sont point la propriété des sociétés ou des nations. Elles diffèrent infiniment entre elles, suivant : les besoins, les climats, les habitudes, la fortune des hommes. La hutte du sauvage et le palais des riches civilisés; le chariot du scythe nomade et la ferme du laboureur sédentaire; le navire où le marin passe une partie de sa vie, et la tente du soldat sont également des habitations privées.

2. Pour éviter la confusion où entraînerait facilement l'étude hygiènique d'objets si dissemblables, il convient d'analyser l'habitation; de la réduire abstractivement à ses élémens les plus simples, et de rechercher quelles sont les parties accessoires qui peuvent l'entourer, ou y avoir été annexées.

3. Dans toutes les habitations, quelles qu'elles soient, existe une chose commune, qui se retrouve tout aussi bien sous le toit de bambou du paria que sous le comble des

châteaux ; c'est le lieu où l'homme reste habituellement, le lieu où, soit qu'il se livre au repos, soit qu'il travaille et qu'il veille, il passe la plus grande partie des heures du jour ou de la nuit. Ce domicile : simple abri, grotte, hutte, tente, chariot, cabane, chambre, salle spacieuse, est l'habitation proprement dite ; c'est à elle que se rapporte le sentiment le plus vif de la propriété ; c'est pour elle que Gall a assigné à l'homme un instinct spécial dont jouissent aussi les animaux ; et qui, donnant à la biche timide l'amour du bois qui l'a vue naître, porte le castor industrieux à déployer la merveilleuse habileté qui nous étonne. C'est ordinairement dans ce lieu que l'homme vit et meurt ; c'est là que sa famille voit accroître le nombre de ses enfans ; aussi dans le plus vaste palais affectionne-t-il encore un certain lieu où il aime à passer sa vie. Il n'y eût peut-être que la tyrannie d'un Pygmalion qui pût conduire un homme dégradé à changer chaque jour, dans sa vaste prison, le lieu assigné à son repos. Le vagabond est bien à plaindre, puisqu'il n'a pas d'habitation où il puisse reposer sa tête ! La loi le punit de ce qu'il n'en possède pas. Le lieu que l'homme habite lui est si cher que la plus belle contrée ne lui fait pas oublier son premier domicile ; la mélancolie et la mort sont souvent les effets de l'éloignement du coin de terre où il habitait !

4. Autour du premier domicile, du premier gîte, de la hutte, de la chambre devenue plus spacieuse, et à mesure que les besoins, la famille se sont augmentés ; à mesure que l'instinct social, si naturel à l'homme, l'a conduit à étendre ses rapports, des dépendances successives sont venues se grouper. De nouvelles cabanes se sont formées autour de la première ; les usages de chaque compartiment du logis ont été assignés à des cases spéciales et nouvelles ; des étages ont été superposés ; des cours, des jardins sont venus augmenter le domicile. Il est arrivé enfin que l'habitation privée a embrassé dans son enceinte jusquà des

bois et des rivières. Les richesses augmentant, il a fallu : des granges pour renfermer les récoltes ; des magasins, pour contenir les meubles ou les marchandises ; des étables , pour garantir les bestiaux des injures du temps. Cependant l'industrie de l'homme s'est étendue , il s'est adjoint d'autres travailleurs et bientôt la demeure du chef de famille est devenue une vaste enceinte, où se sont trouvés réunis ses cliens et ses domestiques, trop souvent ses vassaux et ses esclaves.

5. Dans ce travail, l'habitation simple sera d'abord hygièniquement étudiée, et ensuite nous passerons en revue les influences que peuvent avoir sur la santé de l'homme, les additions variées qui y sont faites.

PREMIÈRE PARTIE.

## DE L'HABITATION PROPREMENT DITE.

6. L'habitation, *habitatio*, *habitaculum*, le lieu où l'on demeure, est une des causes qui influent le plus, d'une manière avantageuse ou nuisible sur la santé de l'homme. Etudions la d'abord à son plus grand état de simplicité.

7. Les forêts semblent avoir été le premier asyle de l'homme. Les grottes, les cavernes dûrent lui donner les premières idées d'une habitation. Dans la Tasmanie, Péron vit que les naturels ne se préservaient des vents de sud-ouest que par un seul *abatvent* d'écorces d'arbres disposées en demi-cercle et appuyées contre quelques branches sèches. Les huttes des Puris, au Brésil, ne sont que de simples hamacs, tressés avec l'écorce d'une espèce de cecropia , suspendus à deux troncs d'arbres , auxquels on attache plus haut, avec des lianes, une perche transversale. Du côté du vent, on a soin d'appliquer de grandes feuilles de palmier garnies par des feuilles d'heliconia ou de

pattioba (d'Orbigny). Quelques tribus américaines ont choisi des arbres pour établir une habitation qui les préserve de l'humidité et des animaux sauvages. Chez les peuples les plus avancés de l'Australie, les habitations sont des huttes en larges fragmens d'écorces, réunies au sommet en forme de ruches, recouvertes de terre, et tapissées d'herbes marines, qui les mettent parfaitement à l'abri de l'eau (Dumont d'Urville). Dans la nouvelle Calédonie, un poteau central surmonte des huttes du même genre (Cook, Labillardière). A la Terre de Feu, ce sont des cabanes grossières, formées de pieux fichés en terre, et couvertes de feuillage et de foin, avec une ouverture servant à la-fois de porte et de cheminée (d'Orbigny). Les misérables cases des îles Waihou se composaient de bâtons fichés en terre à quelque distance les uns des autres, recourbés, et réunis par le sommet pour former la charpente; d'autres bâtons plus minces les traversaient dans le sens horizontal, et le tout était couvert de chaume. Il en résultait des espèces de chenils, de six à huit pieds de large et de cinq à six de hauteur. La porte était si basse qu'on n'y entrait qu'en rampant, (Forster). Les huttes des Patagons ressemblent, suivant M. d'Orbigny, aux boutiques de nos foires, fermées de trois côtés, ouvertes sur le devant, elles sont distantes l'une de l'autre de six à douze pieds.

8. Qu'on ne pense pas que ce soit seulement dans des contrées aussi sauvages que des habitations semblables se rencontrent : une partie du bas-peuple de l'Égypte est presque sans asyle et couche au Caire, sous des mosquées, dans les rues, au-dessous des portes; ayant ainsi peut-être une habitation préférable à celle du malheureux Fellah, qui loge dans des huttes bâties de terre pétrie avec de la paille, ayant à peine cinq pieds de hauteur et une seule ouverture pour servir de porte, de fenêtre et de cheminée. Les lazaronis de Naples sont au niveau, comme domicile, de la population du Caire. Nous avons

aussi nos vagabonds, et la triste chaumière des habitants des villages éloignés des routes, n'est pas bien différente de la demeure enfumée du Patagon ou du Polynésien, (relations d'épidémies adressées à l'Académie). Au sein de nos grandes cités on voit la civilisation ; dans nos campagnes éloignées, on rencontre encore l'homme à demi-sauvage !

9. La tente de l'Arabe et celle du soldat, sont presque aussi simples que les habitations dont il vient d'être fait mention ; mais elles présentent une disposition nouvelle dont il faut tenir compte : c'est leur mobilité, c'est la facilité avec laquelle on renouvelle l'air qu'elles contiennent.

10. Un grand nombre d'autres peuples sauvages ou à l'état de demi-civilisation, ont des demeures mieux construites. Les Carapos au Brésil, ont des cases hautes de 15 pieds, et larges de 30, appuyées sur des pieux, et ayant des portes en feuilles de palmier (Spix et Martius). Forster a décrit les vastes hangards où demeurent les habitants des îles Tonga ; à Vanikoro, M. d'Urville a trouvé que les cabanes des insulaires ressemblaient à nos granges. Les Papous plus industrieux, fabriquent des hangards d'une grande longueur, avec des perches et des ais grossièrement taillés, et soutenus sur des pieux, à 8 ou 10 pieds au-dessus du niveau de la mer. Tous ces édifices sont ainsi construits sur pilotis ; aucun n'est en terre ferme.

11. Ici déjà, l'habitation privée présente des compartimens ; elle s'agrandit, s'étend : un couloir, long et étroit, pratiqué dans le milieu, sépare une rangée de cellules, dont chacune est destinée pour un ménage, (Dumont d'Urville).

12. Mais d'autres constructions de diverses peuplades se compliquent de plus en plus. Ici comme chez les Cauxicunas, on trouve des portes, des chassis mobiles percés dans le toît, et pouvant ouvrir ou fermer l'ouverture qui

y existe (Spix et Martius). Ailleurs, comme aux îles Hawaii, la dimension des cases munies de fenêtres, s'élève dans quelques cas jusqu'a 60 pieds sur 40 (d'Urville); d'autres fois comme à Ualan, (Carolines Orientales), des cloisons existent dans les pièces, (Lesson); à Pelew, déjà il y a des constructions en pierre de trois pieds d'élévation, (Wilson); enfin comme à Otdia, (îles Marshall), on trouve déjà les divisions de l'habitation en deux étages, (d'Urville).

13. Les constructions des diverses peuplades plus avancées en civilisation, se rapprochent plus ou moins de celles de nos contrées; il est inutile d'en donner la description. Sans doute, il serait curieux d'étudier celles de la Chine, du Japon, des Indous, de Siam, du Mexique, etc. Mais on y trouverait peu de faits qui éclaircissent les questions d'hygiène. Il en faut dire autant des anciennes habitations des Grecs et des Romains. Sans doute, en consultant les écrits des anciens : de Vitruve, de Strabon, en étudiant les commentaires de César, les ouvrages de Pline le naturaliste; en lisant les mœurs des Germains de Tacite, en consultant l'ouvrage de Palladio, et sa traduction en 1750, ainsi qu'un grand nombre d'autres écrits sur l'architecture; en étudiant les ruines de Pompeï et la description du palais de Scaurus par M. Mazoïs, on arriverait à présenter un historique intéressant de l'habitation antique; mais dans tout ceci, on trouverait plutôt de quoi satisfaire une curiosité vaine qu'à préciser des faits applicables à l'hygiène; n'insistons pas sur de telles recherches; seulement à l'occasion, nous relaterons quelques faits que l'antiquité a transmis, et qui peuvent rendre raison des influences que les demeures des anciens ont pu avoir sur leurs maladies.

14. Que si l'on jette un coup-d'œil rapide sur la manière dont habite l'homme de la nature ou qui s'en rapproche le

plus, on arrive à un résultat important : c'est que la plupart des peuplades sauvages, quelle que soit la forme qu'elles donnent à leurs habitations, les disposent de telle sorte, que presque toujours l'air y trouve un libre accès, et que la ventilation s'y opère avec facilité; tantôt leur domicile, lorsque la température le permet, a lieu à ciel ouvert; tantôt, comme chez les Botocudos, l'unique porte d'une étroite hutte à la forme voûtée (d'Orbigny), est constamment ouverte; ou comme pour le Lapon, pour l'habitant de la Terre de Feu, un foyer central établit un courant d'air chaud qui s'échappe au dehors. Ailleurs encore, la toiture est percée d'une ouverture, ou de fentes plus ou moins spacieuses, à travers lesquelles s'élève le fluide atmosphérique et la fumée; souvent enfin des pieux plantés dans la terre, laissent des claire-voies spacieuses, et soutiennent l'habitation du sauvage où se renouvelle constamment la couche d'air qui si trouve renfermée. Partout des nattes, des feuilles sèches, préservent l'homme de l'humidité; et, dans quelques lieux, il élève sa cabane au-dessus du sol ou du niveau des mers, pour se soustraire à l'influence des vapeurs qui s'élèvent de la surface de la terre ou des flots. Que si chez quelques peuplades, comme dans la triste Australie, les huttes n'ont qu'une seule ouverture qui ne permet pas à l'air une rénovation facile, des épidémies viennent à s'y déclarer, la mort y frappe de nombreuses victimes, et Vancouvert voit sur les côtes de la Nouvelle-Hollande, les ossemens humains épars qui en sont les déplorables vestiges.

15. Il importe d'étudier hygièniquement dans l'habitation proprement dite de l'homme : 1° les lieux où elle peut-être placée; 2° sa construction; 3° ses différens compartimens 4° les objets qui s'y trouvent.

PREMIÈRE SECTION.

# LIEUX OU L'HABITATION PROPREMENT DITE PEUT ÊTRE PLACÉE.

16. *Habitations souterraines.* Soit que le sol, de niveau avec la plaine, ait été creusé et forme un puits divisé en compartiment variés, comme cela a lieu pour les carrières et pour les mines ; soit que des ouvertures naturelles ou creusées de main d'hommes, et placées sur le versant des collines ou des montagnes, pénètrent dans des souterrains, dont les profondeurs varient ; de tels lieux choisis comme habitations, sont en général insalubres. L'anémie des mineurs si bien décrite par Hallé, est une preuve de cette assertion. Toutefois quelques habitants de plusieurs contrées, tels que ceux des bords de la Loire et du département de la Vienne, ont pour domicile des caves creusées dans le tuf et leur santé n'en paraît pas être toujours altérée. L'insalubrité de semblables habitations, que M. Marc a signalée pour la ville de Lille, dépend d'une foule de causes.

17. Ce n'est point en général l'augmentation de la pression atmosphérique qui y donne lieu ; car la profondeur des mines n'est jamais assez grande pour influer sur la densité et la pesanteur de l'air à ce point, que la santé en éprouve des modifications, qui', en définitive, pourraient être quelquefois plus utiles que dangereuses. Ce n'est pas non plus par la température que ces habitations ont des inconvéniens ; mais de tels lieux sont presque toujours très-humides ; l'air y est ordinairement saturé d'eau ; sa renovation se fait mal, et ce n'est qu'avec des moyens de ventilation difficiles à employer, et compliqués, plus ou moins analogues à ceux dont il sera parlé plus loin, qu'on peut y établir des courans : sa pureté est altérée par la respiration de l'homme, par la combustion des corps en igni-

tion destinés à donner de la chaleur ou de la lumière artificielle ; par les gaz variés qui se dégagent, et surtout peut-être, par le défaut de lumière solaire.

18. Les habitations souterraines sont d'autant moins insalubres, que les circonstances précédentes existent à un moindre degré. Si plusieurs d'entr'elles, placées sur le flanc des côteaux, sont moins insalubres qu'on pourrait le croire, c'est que le sol où elles sont creusées est sec, que les ouvertures qui donnent accès à l'air et à la lumière sont spacieuses, et qu'il ne s'y dégage pas de gaz délétères. En général, de telles habitations doivent-être proscrites. M. Gourlier pense même que l'autorité devrait interdire leur usage ; les moyens de les rendre le moins insalubres possibles, sont assez analogues à ceux dont il sera parlé dans la suite de ce travail.

19. *Habitations dans les plaines :* comme il existe des plaines à des hauteurs très-différentes, puisqu'il s'en trouve au niveau de l'Océan, à 28 pouces, 2 lignes, 2/10e de pression, (Biot), et que d'autres sont placées sur le sommet de plateaux très-élevés, il en résulte déjà que sous le rapport de la pression, il doit exister de très-grandes différences dans l'habitation de telle ou telle plaine ; et cela a lieu même à de petites distances ; car il y a déja des différences notables sous le rapport de la hauteur, entre les campagnes qui entourent St-Denis et celles qui sont situées près de Versailles. Une infinité d'autres circonstances plus importantes encore, établissent des différences entre l'habitation dans telle plaine et dans telle autre : telles sont l'exposition de l'habitation, la qualité du sol, les vents dominans, les montagnes voisines, les rivières, les marais, la distance de la mer, les forêts, la chaleur du climat, (Marc, Raige-Delorme). Ce qui se rapporte à la salubrité des plaines se trouvera donc indiqué dans d'autres parties de ce travail. Disons seulement avec M. Marc, que si la plaine est étendue, la salubrité variera dans les divers

points de sa surface, relativement à la présence ou à l'absence des circonstances qui viennent d'être énumérées.

20. *Habitations sur les collines et les monntages.* Presque tous les auteurs admettent que l'habitation dans les lieux élevés est salubre ; en ceci ils suivent les opinions exprimées dans le traité d'Hippocrate sur l'air, les eaux et les lieux. Il paraît, en effet, que les montagnards sont en général plus forts, plus robustes, plus endurcis aux fatigues que les hommes de la plaine. Lorsqu'on est transporté sur un sol élevé, l'appétit augmente et la santé semble s'améliorer. On a même observé des faits remarquables, sous le rapport de la longévité, dans des lieux très-voisins l'un de l'autre, et à des hauteurs peu différentes. M. Odier a trouvé, il est vrai pour un petit nombre d'années, que la probabilité de la vie était beaucoup plus grande à Genève dans la partie la plus élevée de la ville que dans la basse-ville. Dans le bas de Genève régnaient les affections scrophuleuses, scorbutiques, les fièvres d'accès, qui étaient étrangères à la partie haute de la ville. On lit dans le rapport sur le choléra qui a régné à Paris, que les quartiers les plus élevés ont eu une mortalité de 18,55 sur 1000, tandis que les quartiers les plus bas en ont présenté une de 23,60 sur la même proportion. Il est vrai cependant que ces résultats pourraient bien ne se rapporter en rien à l'élévation du sol, mais bien à d'autres conditions d'habitation, car on sait que les constructions qui approchent le plus des rivières, sont en général les plus mal construites, les plus étroites, les plus encombrées, et que telles peuvent être les causes de l'augmentation de mortalité qu'elles présentent.

21. Sous le rapport de la pression de l'air, comme sous tant d'autres, les effets qu'on observe du séjour dans les montagnes, dépendent beaucoup de la hauteur de celles-ci. Ce n'est pas ici le lieu d'insister sur la description de co·

effets. On sait cependant qu'à de grandes élévations , il se manifeste des troubles remarquables dans la respiration et la circulation, suites inévitables du défaut de pression. Il paraît qu'à la longue on s'habitue souvent à cette condition atmosphérique.

22. MM. d'Orbigny et Boussngault ont assuré à M. Breschet, que les chiens et les chevaux qui étaient conduits sur les Andes, à de très-grandes hauteurs y éprouvaient d'abord une grande gêne dans la respiration, et qu'après un certain temps de séjour, ces accidens se dissipaient. Il n'en arrive cependant pas toujours ainsi pour les hommes, et en voici la preuve : M. Breschet traversant le Simplon et le Saint-Bernard fut consulté par les religieux de ces montagnes. Il apprit d'eux qu'ils devenaient presque tous asthmatiques et qu'ils étaient atteints de maladies du cœur. Aussi ne restaient-ils pas longtemps dans le couvent et ne prenaient-ils l'engagement d'y séjourner que trois années. Cette règle n'est pas sans exception ; car l'un de ces religieux reste depuis vingt ans au couvent du Saint-Bernard. Dans ce lieu, les chiens seuls vivent ; les loups même y viennent rarement ; les chats, les rats, les poules y meurent ; ainsi l'habitation sur les hautes montagnes est dangereuse. Il est vrai que des batailles se sont livrées à de très-grandes hauteurs sur les plateaux des Andes; que les Français et les Autrichiens ont combattu sur des points très-élévés des Alpes ; que des voyageurs ou des aérostats sont parvenus dans des régions où le baromètre était très-abaissé ; mais il faut distinguer le simple passage dans de tels lieux de l'habitation sédentaire ; et l'aspect désert et stérile des hautes montagnes suffit pour prouver que ce n'est pas là le lieu où l'homme est appelé à fixer son domicile.

23. Du reste, il faut bien se rappeler ici que ce n'est pas seulement le défaut de pression de l'air qui occasionne des accidens à l'habitant des montagnes ; mais que la nécessité où l'homme se trouve de gravir si souvent les terrains

neigeux, ou glissant; que l'abaissement de température;
que les vents terribles qui y régnent, et l'humidité froide
de l'air, peuvent concourir, peut-être même plus que la dé-
minution dans le poids atmosphérique, à déterminer des
accidens du côté du cœur et des poumons. Dans nos climats en effet, et à d'égales hauteurs barométriques on voit,
à l'occasion du froid et de l'humidité continus, se déclarer
sur les hommes, et surtout sur les vieillards, les accidens observés par M. Breschet vers les sommets glacés des Alpes.

24. Les inconvéniens de l'habitation sur les montagnes élevées, varient encore en raison d'un grand nombre de circonstances, telles que : l'exposition au nord ou au midi;
le voisinage où la maison peut être de pics plus élevés
(Marc) qui l'abritent contre les vents froids ou humides;
ou qui la privent longtemps de l'influence de la lumière
solaire et des vents chauds; de la nature des eaux qu'on y
boit; du voisinage de pentes escarpées, d'où coulent des
torrens, et d'où roulent des avalanches rapides; des tempêtes et des orages qui y portent des tourbillons de neige,
ou les éclats de la foudre; des secousses volcaniques qui
ébranlent le sol; des fissures que le terrain présente et
causent d'affreux éboulemens, qui peuvent entraîner l'habitation, et la faire rouler dans les précipices, etc.

25. Les montagnes moins élevées présentent aussi une
grande partie des mêmes inconvéniens et des mêmes dangers. Cependant, l'habitation qu'on y fait est souvent salubre. Il faudrait pouvoir fixer la hauteur à laquelle les
conditions de cette salubrité sont les meilleures. Cela est à
peu près impossible; et par une raison toute simple; c'est
que toutes les circonstances qui ont été précédemment
énumérées pour les hautes montagnes, et indépendemment
de la hauteur, peuvent varier, et donner lieu à de très-
grandes différences dans les résultats observés.

26. Les vallées ou les enfoncemens que le terrain présente
entre les montagnes, sont fréquemment choisies pour l'ha-

…itation des hommes. Leur degré de salubrité dépend aussi
…e beaucoup de circonstances, et ce qui est vrai des unes
…st loin de l'être des autres. Une partie de ce qui a été dit
…our les montagnes trouve ici son application. Leurs prin-
…cipales conditions de salubrité consistent : dans leur
…tendue, leur largeur ; les courans d'air que la con-
…figuration des monts voisins et les vents déterminent, la
sécheresse du lieu ; les rivières rapides qui les traversent ;
l'abri que les terres voisines leur prêtent contre les vents
froids et humides ; leur exposition à la lumière ; leur éloignement des avalanches et des pics déchirés par les torrens ; la pureté des eaux de sources qui s'y trouvent, etc.
Des dispositions contraires sont des causes d'insalubrité
pour les habitations. Aussi, dans certaines vallées étroites
des montagnes, comme le remarque M. Baudelocque, 
l'air est habituellement stagnant et humide, chaud et corrompu ; son renouvellement ne peut y avoir lieu que par
les couches supérieures de l'atmosphère, parce que la
vallée a la forme d'une excavation profonde.

27. Il n'est pas aussi facile qu'on pourrait le croire, de séparer ce qui tient aux influences hygiéniques des vallées,
de ce qui dépend de celles qu'exercent les montagnes à des
élévations variées ; car l'habitant des gorges les plus profondes, passe souvent une partie de sa vie sur des lieux
élevés, et le contraire se fait aussi souvent remarquer. De
plus, beaucoup de logis, sont à mi-côte, de telle sorte
qu'on ne saurait dire, s'ils appartiennent plutôt à la vallée
qu'à la montagne qui la borde. Aussi voit-on souvent, dans
les terrains élevés, certaines maladies se manifester tout
aussi bien au voisinage des crêtes escarpées, qu'auprès des
gorges qu'elles circonscrivent. Les scrophules par exemple
sont souvent endémiques dans les unes (Baudelocque) et
dans les autres. Il en est surtout ainsi du goître : on n'est
pas encore arrêté sur les causes de celui-ci. Les uns adop-
tant l'opinion vulgaire, tels que MM. Bally et Coindet,

veulent que les eaux de neige les produisent, et ce dernier assure que les soldats étrangers à Genève qui font usage de ces eaux en sont promptement affectés. M. Bally a vu l'usage de l'eau d'une fontaine, déterminer en quelques jours le développement de la glande thyroïde. A Ciudad-Réal, un village est partagé par une rivière; tous les habitans d'un côté de ce fleuve ont le goître, tandis que ceux de la rive opposée n'en sont pas atteints (Vado). D'autres auteurs tels que Fodéré, Briand, etc., ont rejeté l'opinion précédente, se fondant sur ce que l'usage de l'eau de source, qui ne provient pas des neiges, n'empêche pas le développement du goître. La profondeur des vallées, les brouillards, l'humidité, la température douce, semblent, suivant ces auteurs, être favorables au développement de cette affection. Toutefois, à Guatimala, où rien de semblable n'est observé, les goîtres sont fréquens (Vado); ailleurs on a vu deux cents soldats être attaqués du goître en quarante huit heures, pour avoir pris un bain froid où tout le régiment s'était plongé dans un beau jour d'été (Thomassin, cité par Freire Allemao). M. Vado dit aussi que ceux qui, dans les Andes, portent le cou découvert sont sujets au goître, et qu'une jeune fille en fut guérie en prenant l'habit religieux, qui lui couvrait cette partie du corps. Ailleurs on a accusé la malpropreté d'avoir quelque influence sur la production du goître (Larrey, Magendie). Suivant M. Boussingault, c'est bien aux eaux qu'il faut attribuer l'apparition de cette affection; mais c'est à la diminution, dans la quantité de l'oxigène de l'air quelle tient en dissolution, dans l'augmentation d'acide carbonique, ou dans les matières végétales ou animales avides d'oxigène, renfermées dans cette eau, que gît la cause qui détermine le mal. Si, comme il l'a vu, les habitans de la plaine font usage de l'eau des neiges, ils sont atteints de goître. Deux familles dont l'une se servait d'eau conservée pendant quelque temps et bien aérée, avant de la boire, et dont l'autre prenait de l'eau de

luie ne furent pas atteintes d'affections de la glande
hyroïde.

28. Quoiqu'il en soit, et au milieu de ces opinions contro-
ersées, il est certain que l'habitation dans les montagnes
t dans les vallées a, sur la production du goître, une très-
grande influence. Il est bien vrai que M. de Humboldt l'a
bservé dans le cours inférieur du *Rio Magdalena*, à trente
oises seulement au-dessus du niveau de la mer, comme sur
e plateau de Bogota à dix-huit cents pieds d'élévation, ou
au pied du Nevado del Corazon à plus de quinze cents
oises au-dessus du niveau de la mer. Mais il faut avouer
qu'en général, ainsi que M. Auguste Saint-Hilaire l'a vu
pour le Brésil, c'est dans les pays de montagnes qu'on rencontre le plus ordinairement cette maladie qui peut attaquer l'homme à toutes les époques de la vie (Burton, Freire
Allemao) et qui est rare parmi les indigènes cuivrés et
parmi les nègres (Freire Allemao).

29. C'est aussi dans les pays de montagnes que se rencontrent les crétins trouvés par M. de Humboldt, sur le haut
plateau de la province de Quito, à quinze cents toises de
hauteur.

30. Comme les conditions d'habitation qui peuvent avoir
une influence sur la production du goître ne sont point encore
bien connues, et qu'on est seulement porté à croire, avec
M. Baudelocque, que l'étroitesse des maisons, le défaut
d'aération peuvent avoir sur ces affections une influence
marquée; il est évident que si l'on avait à habiter un pays
de montagnes, il faudrait autant que possible donner à son
habitation, et des dimensions spacieuses et une aération
facile; il faudrait surtout chercher un site tel : que le domicile fut placé sur un versant dirigé vers le soleil, et qui
ne fût point oilé par une montagne plus élevée. On devrait du res éviter les vallées profondes et mal aérées,
prendre toutes les précautions que la nature des lieux com-
porterait et sur lesquelles il est difficile de tout dire ici.

31. *Le sol sur lequel l'habitation sera construite* devra être
solide et c'est à l'architecte à veiller sur de telles conditions de terrain. Il faudra autant que possible qu'il ne soi[t]
pas humide; presque toujours cette dernière indicatio[n]
n'est pas remplie et devient la source de l'humectatio[n]
habituelle des murs, qui s'élève par la capillarité jusqu'[à]
quelques pieds, et des accidens dont il sera parlé plu[s]
tard. M. Gourlier donne les conseils suivans pour évite[r]
ce grave inconvénient : « si cette humidité est peu considérable il pourra suffire de tenir le sol intérieur plus éle[vé]
d'une ou de plusieurs marches au-dessus du sol extérieu[r]
si elle a au contraire une certaine intensité, il deviend[ra]
utile, en tenant d'autant plus à cet exhaussement, de r[e]-
couvrir le sol intérieur dans toute la surface de l'habitati[on]
d'un massif continu en bonne maçonnerie hydraulique, [en]
beton, etc. Une voûte qui isolera le terrain du sol mê[me]
des pièces, et sous laquelle l'air circulera, sera sans dou[te]
d'un grand avantage; il en serait de même d'un planch[er]
en bois, qui procurera toujours en outre un sol bien pl[us]
sain, moins froid en hiver.» Les caves, suivant le rapp[ort]
de la commission de salubrité, ne diminuent l'humid[ité]
provenant du sol ; que si elles sont bien ventilées par [de]
larges et de nombreux soupiraux, et que si les matéria[ux]
qu'on a employés à leur construction sont hydrofuges ; da[ns]
le cas contraire, elles sont moins avantageuses sous le ra[p]-
port de la transmission de l'humidité qu'un sol sabl[on]-
neux, ou un remblai de sable et de caillou. On conçoit [en]-
core qu'une couche de bitume et une lame de plomb en[tre]
le sol et le plancher pourrait aussi avoir de l'avantage.

32. On doit éviter autant que possible un sol d'où s'ex[ha]-
leraient des gaz délétères, ou celui qui aurait correspo[ndu]
à un lieu marécageux. Dans la rue de Bièvre, qui se tro[uve]
sur un terrain où passait autrefois ce ruisseau, il existe [un]
grand nombre de fièvres intermittentes. Il faut éviter par [les r]-
aisons précédentes, que l'habitation soit assise sur un c[e]

nt d'eau ; dans le cas où il faudrait qu'il en fût ainsi , on
iterait les constructions des Papous, et l'on ferait en
rte qu'un courant d'air passât sous la maison.

33. *L'exposition* qu'il est préférable de donner à l'ha-
ation varie suivant une foule de circonstances. En la
pposant dans une plaine unie et dans un climat tem-
ré, il sera bon, en général, dans l'hémisphère boréal,
e l'entrée de la maison, les fenêtres de l'habitation pro-
ement dite, soient dirigées vers l'orient; toutefois, les
isons apportent ici de notables différences, qui ont été
ès bien indiquées par Palladio et par son traducteur, en
50. C'est qu'en hiver, l'exposition vers le sud serait
éférable, et qu'en été il serait utile de la diriger vers
nord-est. Presque toujours dans nos climats, il faut se
éserver de l'action des vents de l'ouest, soit directs, soit
ec inclinaison vers le nord, ou vers le sud; car ces vents
ssant sur des mers très vastes, sont froids et humides.
ussi Hippocrate a-t-il vivement tracé les inconvéniens
'ils présentent. Nous avons vu que les montagnes éta-
issent des règles spéciales et relatives à l'exposition des
abitations. Il arrive parfois que dans les plaines, au sor-
r des gorges ou des défilés, l'air s'échappe avec violence
donne lieu à des courans dangereux. C'est encore là
ne raison pour modifier la manière dont la demeure
it être exposée. Les circonstances qui seront plus tard
assées en revue, influeront non moins encore sur la meil-
ure exposition des habitations.

34. Dans les villes, et notamment à Paris, il ne faut pas
roire que les règles relatives à l'exposition des mains puissent être facilement et utilement mises en pra-
que. On a dit : « à Paris, toutes les expositions qui per-
ettent au soleil de pénétrer dans l'intérieur des bâtimens
nt bonnes. Celle du nord est mauvaise, parceque le so-
il ne peut exercer son influence sur les habitations, et

qu'à raison du froid habituel qui règne de ce côté, l'h
midité y est plus difficile à détruire. » Cette propositi
est généralement vraie ; mais comme exposition, il
faut alors comprendre que celle qui correspond à la f
çade du bâtiment.

35. Du reste, M. Villermé a recherché si l'expositi
des divers quartiers, au nord ou au midi, avait une i
fluence marquée sur la mortalité à Paris, et il n'a pas
qu'il en fût ainsi. La commission pour le choléra a fa
aussi des recherches intéressantes sur ce sujet; mais e
est arrivée à des résultats qui se contredisent. Il semb
d'abord, d'après un premier relevé, que les expositions
nord-ouest, du nord, du nord-est, de l'ouest et de l'e
avaient été frappées dans une proportion plus que doub
de celle du sud-ouest, du sud et du sud-est. Dans ce premi
travail, la commission avait eu égard seulement aux div
quartiers et à la manière dont le soleil venait à les fra
per. Dans une autre série d'investigations, la double sé
de maisons des quais et des boulevards lui servit
documens, et elle vit au contraire que l'exposition
midi était plus maltraitée que celle du nord. D'un au
côté, les feuilles de décès des mairies indiquant l'exp
sition des chambres, de nouvelles recherches furent fai
en ce sens, et l'on vit encore que l'exposition au mi
était plus funeste que celle du nord; mais bientôt u
remarque vint détruire cet échaffaudage statistique, c
on s'aperçut que par goût, ou par commodité, la maj
rité des chambres à coucher regardaient le midi ; d
lors, il n'y avait rien d'étonnant si la plus grande mort
lité avait eu lieu de ce côté. Cet exemple est encore u
preuve de plus que pour déduire de la statistique des r
sultats positifs, il faut bien tenir compte de tous les é
mens du problème. Au milieu de tous ces résultats co
tradictoires, la commission s'abstint de tirer de concl
sions; et agit en ceci avec beaucoup de prudence. Du res

il faut observer que la commission remarqua, qu'en 1831 et en 1832, les deux tiers des décès avaient eu lieu dans les expositions au midi et au nord, et qu'un tiers seulement étaient survenus dans des lieux dirigés vers l'ouest ou l'est. MM. Dupuytren et Rochoux avaient aussi noté à Bicêtre, que les dortoirs exposés au midi et au nord, comptaient plus de cholériques que ceux qui regardaient l'est et l'ouest.

36. Les avantages de l'exposition vers le midi sont relatifs à la présence de la chaleur et de la lumière pendant plus de tems et avec plus de force. Ses inconvéniens dépendent, en été, de l'extrême chaleur et de la lumière trop vive qui règnent dans de telles habitations. Les demeures situées vers le nord sont dans l'hémisphère boréal, plus froides et moins éclairées ; celles qui sont dirigées vers l'ouest sont humides; celles qui regardent l'est sont sèches. Des conditions moyennes entre ces expositions, donnent des résultats moyens entre ces diverses qualités de l'air. Il est évident que suivant les circonstances, les climats, les saisons, etc., telle exposition pourra être plus convenable que telle autre. Ces considérations sont tellement fondées sur les véritables besoins de l'homme, que M. Barrachin a remarqué que dans les pays septentrionaux ou élevés, les ouvertures des habitations regardent le midi, tandis que les peuples méridionaux, surtout dans les vallées, ont les portes de leurs demeures dirigées vers le nord.

37. *Les forêts sont en général humides*, et les grands végétaux qui s'y trouvent, ne permettent point à l'air et à la lumière de pénétrer sous les massifs qu'ils présentent. Les allées elles-mêmes, offrent, jusqu'à un certain point, les mêmes inconvéniens. Lorsque le soir on pénètre dans la profondeur des bois, on sent bientôt, même en été, que l'air est saturé d'humidité. S'il est vrai que les feuilles vertes dégagent de l'oxigène dans le jour, il est certain que la nuit elles forment des proportions notables d'acide carbo-

nique (Ingenhouz, Théod. de Saussure). Joignez à cela que les feuilles et d'autres débris végétaux y pourrissent et y dégagent des émanations qui ne sont pas sans inconvéniens ; que des insectes nombreux y vivent, y meurent, et sont une source d'incommodité et d'exhalaisons de matières animales. Sous tous ces rapports, l'habitation au fond des forêts est généralement insalubre (Marc). Toutefois, il ne faut pas exagérer l'influence fâcheuse qu'elles peuvent avoir. On voit des maisons très salubres être placées dans des grands bois, et les garde-chasses et leurs familles jouissent, en général, d'une excellente santé. Les maisons de plaisance des grands ont souvent été placées au voisinage des forêts, et il y a tout lieu de croire, que s'il en fût résulté des inconvéniens, il n'en eût pas été ainsi. Sur la lisière des bois, les habitations exposées au nord ont souvent l'inconvénient de ne recevoir que très tard l'influence de la lumière du soleil, et elles sont en conséquence humides, obscures et insalubres.

38. Dans quelques circonstances, les forêts présentent des avantages réels. Le rideau qu'elles forment s'oppose souvent à la violence des vents du nord, et aux courans d'air qui passent sur des lieux mal sains. Aussi, les Romains s'opposèrent-ils à ce que l'on abattit de vastes bois qui défendaient la ville contre le vent appelé sirocco (Marc). Le pape Clément XI défendit d'exploiter les forêts situées aux environs de Cisterna et de Cermineta, afin de ne pas donner un libre accès aux courans d'air qui auraient passé par les marais Pontins.

39. Les grands végétaux ont aussi pour usage d'attirer les orages et les pluies sur les contrées où il se trouvent réunis ; c'est ainsi que les pays qui ont été déboisés, sont beaucoup plus secs qu'ils ne l'étaient auparavant. Les sources si abondantes à Napoléon-Vendée avant le déboisement, sont devenues rares depuis le défrichement (Rivière).

40. Dans la Haute-Egypte où les bois ont été coupés, il

pleut rarement, et dans la Basse-Egypte où le pacha a fait planter 20,000,000 d'arbres, les pluies sont devenues plus fréquentes qu'auparavant (duc de Raguse).

41. Les grands végétaux, même isolés, peuvent aussi attirer l'électricité, et placés trop près des habitations, y faire tomber la foudre.

42. Les plantations près des maisons offrent donc des avantages et des inconvéniens, et ce n'est pas sans raison, qu'en 1784, la Société des arts et sciences d'Utrecht, proposa un prix sur ce sujet. Priestley, Cavallo, Ingenhouz, etc., concoururent, et il fut établi par celui-ci, que plus les arbres sont exposés à la lumière, moins le sol favorise la putréfaction des feuilles tombées, et mieux ils purifient l'atmosphère; que le contraire a lieu dans des circonstances opposées.

43. Quoiqu'il en soit des nombreuses discussions qui ont été élevées relativement au degré d'insalubrité des plantations d'arbres près des maisons, il y a un fait qui domine tous les autres; c'est la sensation agréable que l'homme éprouve en entrant sous des massifs de verdure; c'est la pureté qu'il croit trouver à l'air qu'il y respire. Il semble, au plaisir qu'il ressent en y pénétrant, que l'homme ait été fait pour vivre dans les forêts. Cette impression première est un indice que, loin d'être dangereux, les bois sont parfois utiles; il arrive souvent que les déterminations instinctives sont en rapport avec les meilleures règles de l'hygiène.

44. Que le lieu où la maison sera construite, ne soit pas dans la forêt même, à cause de la fraîcheur et de l'humidité de celle-ci pendant la nuit; à cause aussi de l'altération nocturne et du défaut de rénovation de l'air; à cause enfin de l'obscurité qui règne dans les bois, et de la tendance qu'a la foudre à y tomber; mais qu'elle en soit au besoin assez rapprochée, pour donner à l'homme la facilité d'aller y chercher, lors des jours brûlans de l'été, la fraîcheur et la

pureté de l'air des forêts, la douce lumière du feuillage et les pensées élevées qu'inspire à qui sait sentir, l'admirable tableau de la nature.

45. *Les marais*, quels qu'ils soient, sont surtout des lieux qui doivent être éloignés le plus possible des habitations.

46. Si l'homme veut éviter dans nos climats les fièvres intermittentes simples ; sous le ciel de l'Italie les fièvres pernicieuses ; à la Nouvelle-Orléans ou à la Véra-Cruz, le typhus ictérodes ; et quelquefois dans un même pays, des affections très différentes entre elles (Jonhson), etc.; s'il a des enfans dont il veuille conserver la vie (Villermé, sir Henri Varney), qu'il préserve sa demeure du sol fangeux qui, en se desséchant, répand dans l'air ses dangereux poisons. Qu'il évite surtout les lieux où la mer et les eaux douces se sont mélangées (Double), et ont été desséchées. S'il brave de telles influences, s'il échappe aux accidens aigus qu'il éprouvera ainsi que sa famille, il souffrira bientôt du flanc gauche ; sont teint prendra une teinte spéciale, des accès nouveaux ne manqueront pas de se déclarer ; des frissons périodiques, des sueurs générales ou partielles se manifesteront à l'occasion de la moindre indisposition. Plus le climat sera chaud, et plus les accidens seront dangereux (Marc, Segond), plus aussi il faudra éviter d'habiter un tel lieu.

47. Le docteur Annesley, assure que plus des deux tiers des Européens qui meurent dans les régions situées entre les tropiques, succombent à l'influence des effluves marécageux. On sait combien la maison carrée des environs d'Alger, combien l'établissement de Tintingue, (Tabouret), ont été pernicieux pour nos soldats ; etc.

48. Que si l'on est forcé d'habiter des lieux voisins des marais, qu'on se donne garde de sortir la nuit; qu'on dessèche autant que possible l'intérieur des maisons, et qu'on cherche à ne pas s'y trouver à l'époque de l'année où le sol est à nu et à demi desséché par les rayons du soleil. Cette

époque varie suivant les latitudes , et elle est, en général, d'autant plus reculée, que le lieu est plus éloigné de l'équateur , ( Villermé ). C'est le dégré du desséchement du sol marécageux qui est ici le meilleur thermomètre pour juger du moment le plus dangereux. Peut-être faudrait-il habiter, dans les pays marécageux. les étages très-élevés. Ce qu'il y a de certain , c'est que les vapeurs des marais s'élèvent peu pendant la nuit, ou du moins qu'on voit quelquefois un nuage à la surface du sol qui semble être en rapport avec leur présence, (Féburier), et que ce sont probablement elles qui contiennent le miasme producteur des fièvres d'accès. M. Barbe, l'un de mes élèves les plus assidus , et qui a fait une thèse remarquable sur les climats, en partant pour la Nouvelle Orléans , m'a promis de vérifier par des expériences, l'idée que j'avais émise sur la salubrité de l'habitation dans les étages très-élevés, lorsque règne la fièvre jaune.

49. Les marais qui entoureraient le lieu de l'habitation, devraient être desséchés autant que possible; des rigoles et des fossés pourraient y être faits ; des moyens mécaniques dans certaines contrées procureraient un écoulement aux eaux; les puits forés absorbans, semblables à celui qui a été fait à Ville-Tanneuse , pourraient avoir de l'utilité. Peut-être que le limon calciné de MM. Salmon et Payen, trouverait dans quelques cas une heureuse application. La culture parviendrait peut-être à améliorer le sol. Enfin, si l'on ne pouvait mieux faire, il serait préférable de supporter l'humidité d'une pièce d'eau, en submergeant un marais d'une petite dimension , que d'être exposé aux effluves dangereux d'une terre à demi desséchée. Un particulier ne pourrait guère rien tenter pour remédier aux exhalaisons d'un très vaste marais qui entourerait son domicile; seulement si ces émanations venaient vers son habitation dans une seule direction , on conçoit qu'un rideau de grands arbres ou des murs élevés

pourraient en rendre l'influence moins dangereuse. C'est de cette sorte qu'à Agrigente, Empedocles arrêta l'épidémie fébrile apportée par les vents qui traversaient une gorge étroite de montagnes.

50. Il se peut faire encore, que certaines parties d'une rue, d'une maison, soient sujettes aux influences marécageuses et que d'autres ne le soient pas, c'est ce que M. Féburier a observé à Rome. Il faudrait dans un tel cas choisir pour son habitation, l'endroit du logis le moins insalubre.

51. Que les appartemens des habitations situées dans les lieux marécageux soient convenablement échauffés, et surtout qu'aussitôt l'invasion des accidens produits par les miasmes des marais, on quitte, au moins momentanément, la demeure insalubre où l'on a contracté le mal. L'habitation constante dans de tels lieux, rend les hommes faibles, misérables, maladifs ; diminue la population, (Marc, Villermé) ; sévit principalement sur l'enfance, (*idem*), et l'insalubrité augmente à proportion que la contrée devient plus déserte (Féburier).

52. *Le voisinage des étangs* et des eaux dormantes, a quelques uns des inconvéniens des lieux marécageux. M. Chevallier a très-bien établi les circonstances qui rendent ces pièces d'eau insalubres, ce sont : le fond fangeux sur lequel elles existent; les végétaux qui y croissent; les feuilles d'arbres qui y tombent et y pourrissent; le rouissage qu'on y fait; les bains que les animaux y prennent; les attérissemens formés par les eaux qui y sourdent; l'abaissement du niveau dans les temps de sécheresse; l'exposition de la vase à l'air. Ces dernières circonstances rapprochent infiniment les étangs des marais, et M. Chevallier dans un rapport à l'Académie, est d'avis de les ranger dans la première classe des établissemens insalubres. Du reste, la plupart des considérations relatives aux marais peuvent être applicables aux étangs, et il est inutile d'y insister d'avantage.

53. *La proximité des rivières, des lacs et des eaux courantes* a toujours été recherchée par l'homme. Les premiers hameaux qui se sont formés ont dû être placés dans les lieux *où les eaux étaient potables*, et où le poisson donnait une nourriture abondante. Les villages, les villes ont pris d'autant plus d'accroissement que le commerce, sur le bord des fleuves et des lacs, est devenu plus facile, et les quartiers les plus habités ont presque toujours été situés au voisinage des rivières. Des raisons d'utilité, plutôt que de salubrité, ont donc déterminé l'agglomération des hommes sur les lieux riverains. Mais il est arrivé de cette réunion d'hommes, que les constructions faites près des rivières ont été entassées ; que les logemens y ont été pressés les uns contre les autres et qu'ils ont eu de petites dimensions. Dé là des circonstances nouvelles qui sont venues joindre leur influence à la condition primitive du voisinage de la rivière, et qui ont rendu plus difficile l'appréciation exacte des accidens que celle-ci peut produire ; entrons dans quelques détails sur ce sujet.

54. M. Parent du Chatelet, dans un intéressant mémoire sur la santé des débardeurs, a vu que la santé de ces hommes est en général excellente, et que leurs maladies, à part celle à laquelle ils donnent le nom de grenouille, ne sont pas en rapport avec l'habitation fréquente qu'ils font au bord de l'eau ou dans l'eau. Il affirme même que ces hommes sont peu sujets aux fièvres d'accès. Les pêcheurs qui habitent le bord de certaines rivières ne sont pas ordinairement des hommes faibles et chétifs. Les maisons de plaisance, situées en si grand nombre sur les rives de la Seine, et les hôtels qui la bordent ne sont pas plus mal sains que les logis situés ailleurs. Dans le rapport sur le choléra, on ne voit pas non plus que l'habitation près des rivières ait eu *par elle-même* une fâcheuse influence.

55. Mais que si une habitation étroite, encombrée, où des hommes sont réunis en grand nombre, vient à être placée sur le bord de l'eau, là, comme ailleurs, elle devient le foyer d'épouvantables épidémies. Le choléra y frappe d'innombrables victimes, ( rapport sur les épidémies, mémoires de M. Villermé ); la rue de la Mortellerie, dont le nom rappelle l'insalubrité, devient le centre des épidémies de fièvres graves dont Paris est si souvent le théâtre, et fournit à l'Hôtel-Dieu une partie des malades qui s'y trouvent. Que si l'on compare, comme l'a fait M. Villermé, l'influence qu'ont sur la santé et la longévité, les habitations spacieuses des quais de l'Ile-St-Louis, les logis étroits de la rue de la Mortellerie, on arrive à ceci : que la mortalité a été très-faible dans le premier cas et très-forte dans le second. Ce ne serait donc point le voisinage des rivières en lui-même qui serait dangereux, mais bien les agglomérations de maisons, et l'encombrement des hommes sur les rives des fleuves.

56. D'après les relevés statistiques de M. Villermé, l'influence du voisinage de la rivière sur la mortalité des habitans de Paris est nulle ou échappe. La même observation a été faite lors de l'épidémie du choléra.

57. Il ne faut pas croire cependant que l'habitation sur le bord des rivières soit aussi innocente qu'on pourrait le penser. Dans un grand nombre de fièvres d'accès dont j'ai recueilli l'histoire dans les hôpitaux, les malades avaient demeuré sur les bords de la Seine et notamment sur le quai des Orfèvres, ou sur celui des Célestins. Ils en avaient été frappés lors des basses eaux, et malgré les faits de Parent j'ai vu encore cette année un débardeur et plusieurs blanchisseuses être atteints de fièvres intermittentes.

58. L'habitation près des eaux courantes, outre les inconvéniens des inondations qui laissent les lieux humides et mal sains lorsqu'elles viennent à cesser, offre donc alors que les

eaux sont basses, des dangers du même genre que les marais. Leurs inconvéniens dépendent beaucoup de la forme des rivières. Si les fleuves sont bien encaissés et si les rives sont très-élévées, il est rare qu'ils donnent lieu à des accidens graves ; mais si des plaines marécageuses constituent leurs bords ; si, sous un climat chaud, il y a un desséchement de la vase qu'ils charient, et qui se dépose sur leur rive abaissée, comme cela a lieu pour le Gange, le Mississipi, l'Amazone et le Nil (Aly-Habach), alors de vastes marais que la chaleur du climat rend souvent encore plus dangereux, constituent les bords du fleuve et deviennent, suivant les lieux et les cas, les foyers des fièvres pernicieuses, de la fièvre jaune et peut-être d'épidémies pestilentielles.

59. Que si l'on veut fixer son habitation près d'une rivière, que ce soit ordinairement à mi-côte et sur un lieu exposé aux courans d'air qui sont ordinairement très-salubres lorsqu'ils suivent sa direction; qu'on la place au moins au-dessus du lieu où les inondations s'élèvent; qu'on recherche bien si le sol n'est pas trop humide. Que les bords du fleuve près de la maison, soient escarpés, et que là, plus qu'ailleurs à cause de l'humidité, on recherche une exposition méridionale et préservée par des collines, contre les vents du nord. S'il s'agit d'une construction déjà établie, que la chambre où l'on réside, l'habitation proprement dite, regarde surtout le midi ; qu'on dessèche autant que possible les lieux, et qu'on évite d'exposer les appartements à la fraîcheur du soir et des nuits.

60. Des considérations du même genre sont applicables aux lacs.

61. *Le voisinage de la mer* est généralement sain; bien que ce soit une erreur de penser qu'il contienne de plus grandes proportions d'oxigène que celui des terres (comme l'a dit Tourtelle), il est évident que les causes de son altération sont moins fréquentes sur la mer que sur le sol. Il paraît que

dans certains cas il contient des particules très-divisées d'hydrochlorate de soude. En général l'air est dit-on, près de la mer, moins froid pendant l'hiver et moins chaud pendant l'été (Raige Delorme). En général des courans d'air violens existent sur le bord de la mer et souvent aussi ils présentent rapidement de très-grandes variations de température et d'humidité. De là des influences sur l'homme et des modifications qui doivent en résulter pour l'édification de l'habitation. Du reste les divers lieux du rivage des mers, sont très-loin de se prêter à des considérations du même genre. Ici se trouvent, comme dans la patrie de Walter-Scott, des rochers abruptes qui supportent des habitations qu'il faut bien défendre contre les vents froids, humides et terribles qui y règnent; ailleurs comme à Naples, c'est une atmosphère brûlante à laquelle succède rapidement un froid plus ou moins vif. Ailleurs, comme à la Nouvelle-Orléans ou sur les bords de l'Indus, un grand fleuve vient déposer le limon funeste qui donne lieu aux miasmes les plus délétères, ou au contraire comme sur les plages de Dieppe, un sable salubre permet aux baigneurs de se plonger dans la mer. Ici se rencontrent les coraux de l'Océanie ; là les débris de plantes ou d'animaux marins ; enfin chacun de ces lieux a des expositions variées, des climats divers qui ne permettent pas d'établir des règles générales sur l'habitation qu'on y peut faire. C'est l'ensemble des autres circonstances hygièniques qu'il faut consulter, pour savoir à quoi s'en tenir sur le choix d'une habitation au bord de la mer. Là où existent souvent les tempêtes, là où le fleuve est très-fort à de certaines époques, il est imprudent d'habiter sur un lieu bas situé près du rivage.

62. *La proximité des fabriques* peut avoir sur les habitations, une influence fâcheuse. Un décret du 13 septembre 1810 ayant égard à leur dégré d'incommodité où d'insalubrité, les partagea en trois classes sous le rapport

les mesures à prendre pour obtenir leur établissement ; sans entrer dans les détails de ces divers ateliers, qu'il suf-fise de dire que les progrès de la chimie et de l'hygiène publiques sont loin de sanctionner les divisions entre les catégories diverses qui ont été alors établies entre eux. Remarquons aussi, avec M. Parent du Châtelet, que les habitans des lieux voisins des fabriques qu'on se propose de construire, exagèrent de beaucoup les inconvéniens de celles-ci, et les représentent, presque toujours, comme des foyers de corruption et de maladies, alors même qu'elles sont d'une innocuité parfaite.

63. En général, c'est par les modifications qu'elles déter-minent dans l'air que ces fabrications diverses peuvent avoir de l'inconvénient relativement aux maisons voisines.

64. Tantôt des poussières s'y trouvent suspendues, et ici se reproduisent toutes les questions relatives à l'inocuité des poussières.

65. Celles-ci peuvent être constituées par des matières minérales. Or, il résulte des recherches curieuses de MM. Lombard et Benoiston de Châteauneuf, Johnson, Knight et des chiffres statistiques qu'ils ont établis, que plus les poussières qui agissent seulement par leurs propriétés physi-ques, sont ténues, plus elles sont dangereuses. Telle est, par exemple, celle de l'émeri, qui est tellement pernicieuse, que la proportion des phthisiques sur 1000 (la moyenne étant de 114 pour d'autres ouvriers) a été de 55 sur 100 ; que sur 2,500 ouvriers qui l'emploient à Scheffield, il en est à peine 35 qui arrivent à l'âge de 50 ans. Sans parler des faits contestables de Diemerbroek, on sait que M. Gra-ham a retrouvé dans les bronches la poussière de charbon très-divisé. Ces faits et les inconvéniens reconnus aux poussières siliceuses (Lombard) sont venus sanctionner en partie l'opinion ancienne, controversée surtout par Laënnec, sur la maladie propre aux tailleurs de pierre ou de grès ; toutefois les poussières plus grossières paraissent

avoir beaucoup moins d'inconvéniens que ne le supposaient Ramazzini, Leblanc, Patissier et plusieurs autres. La proportion des phthisiques a été, suivant M. Lombard, de 137 sur 1000; la moyenne pour beaucoup d'autres professions étant toujours de 114. Du reste, ayant questionné les propriétaires de plusieurs fours à plâtre, des maçons, etc., je n'ai pas appris que, plus que d'autres, les nombreux ouvriers qui depuis 20 ans travaillaient dans ces ateliers, aient été atteints de phthisie. Il est bien vrai que M. Petit de l'Hôtel-Dieu a cru trouver du plâtre dans les poumons de maçons phthisiques, (Pâtissier); mais il est possible que des tubercules passés à l'état crétacé aient été considérés comme du sulfate de chaux respiré sous forme de poussière. Remarquez, d'ailleurs que les corps pulvérulens des fabriques ne s'échappent guère des ateliers, en masse assez concentrée, pour produire des accidens sur les personnes des habitations voisines, et que si la poussière des substances minérales devait occasionner souvent des accidens graves, celle de certaines routes agitée par un vent violent, devrait avoir beaucoup plus d'inconvéniens qu'on n'en observe d'ordinaire. Ce sont là des choses plus incommodes que dangereuses.

66. Les poussières des fabriques peuvent être constituées par des substances végétales ou animales. Les ouvriers occupés à battre le coton (Lombard, Jonhston, Gerspach), les plumassiers dans les bronches de l'un desquels M. Patrix a trouvé des plumes (Pâtissier), les couverturiers (Lombard), les coupeurs de poil de lapin (Duparque) etc., sont plus que d'autres, sujets aux affections de poitrine; plusieurs, parmi eux, furent atteints de symptômes graves qui cessèrent lorsque leur travail habituel fut discontinué.

67. Les réflexions précédentes sur les poussières métalliques sont ici applicables; et cependant il est arrivé qu'une plainte fut portée par les propriétaires de Chaillot

contre un atelier dans lequel on battait des tapis ; on se plaignait de l'inconvénient qui résultait, pour les habitations voisines, des poussières qui étaient produites par leur battage. Evidemment de telles craintes étaient très-exagérées et ce n'est point là une circonstance propre à compromettre la santé des habitans d'un lieu.

68. L'air qui s'échappe des fabriques peut devenir pernicieux pour les habitations d'alentour : par les vapeurs, les gaz minéraux ou par les exhalaisons animales ou végétales qui en émanent. Toutefois, on a encore de beaucoup exagéré ces inconvéniens : les vapeurs métalliques, arsenicales, mercurielles, etc., ne peuvent rester longtemps dans l'air, à la température extérieure, sans se condenser, et par conséquent, elles ne sauraient être nuisibles aux habitations voisines. Certains oxides, certains sels en poudre, tels que ceux de zinc, de plomb, etc., à moins d'un vent très-fort, sont trop pesans pour être transportés au loin. Ce n'est donc que momentanément, et dans certains cas qu'ils pourraient avoir de l'inconvénient. Voici cependant un fait qui prouve jusqu'à quel point une fabrique pourrait exercer sur une habitation voisine, une influence fâcheuse. M. d'Arcet vit deux dames asphyxiées, pour avoir été soumises à l'action du gaz acide carbonique, provenant du fourneau d'un dentiste demeurant à l'étage situé au-dessus et qui, pendant la nuit, avait préparé des dents. Quant aux émanations végétales, telles que les routoirs, la question est encore en litige. M. Parent a publié un travail remarquable, duquel il résulterait que leur voisinage, pour les habitations, est bien moins préjudiciable qu'on ne l'a dit. D'après lui, elles seraient peu dangereuses et les poissons seuls se trouveraient mal de leur influence; M. Girault a publié aussi un mémoire confirmatif de cette opinion qui contredirait celle de la plupart des auteurs, tels que : Amatus Lusitanus, Ramazzini, Fourcroy, Marc, etc. Les exhalaisons animales paraissent aussi avoir beau-

coup moins d'inconvéniens qu'on ne l'avait pensé. Il suffit de lire encore le travail de M. Parent sur la voirie de Montfaucon et surtout de se transporter vers ce lieu infect, pour être convaincu qu'en plein air, les émanations des substances putrides sont moins pernicieuses qu'on ne le croyait. Si l'on se rend dans les raffineries, dans les fabriques de sel ammoniac ou de noir animal, dans les buanderies, on trouve que les plaintes des voisins contre les dangers auxquels de telles fabriques les exposent, sont loin d'être toujours fondées. Aussi, lorsque les habitans de Passy et d'Auteuil, élevèrent des plantes contre les émanations de la fabrique de M. Payen, ou contre la combustion des côtes de tabac; à coup sûr, ils n'étaient pas dans leur droit, comme salubrité, bien qu'ils le fussent comme incommodité; on voit même dans un autre mémoire de Parent, que les viandes, le bouillon, le lait ne sont point altérés par le voisinage des amphithéâtres, ou des atmosphères putrides concentrées, et que les salles de dissection n'ont pas sur la santé des voisins une influence aussi fâcheuse qu'on pourrait le penser. Toutefois, qu'on n'aille pas exagérer en sens inverse. Croire à l'innocuité complète des substances animales putrides serait une étrange erreur; et s'il est vrai qu'en plein air, et dans de certaines circonstances, les émanations putrides ne soient guère à redouter, pour des hommes qui surtout y sont habitués, il n'en est plus ainsi de ceux qui vivent dans une atmosphère infecte et non renouvelée.

69. Les odeurs qui s'élèvent des fabriques peuvent infiniment incommoder les maisons du voisinage, et il est certain que pour quelques personnes impressionables, ce serait là en quelque sorte la source d'une véritable insalubrité. On ne pourrait nier, en effet, que les odeurs infectes ne finissent par exercer, sur la santé, une influence délétère; en ce sens, les lieux où les vidanges sont accumulées, les voiries, les buanderies, les fabriques de sel ammoniac et

de noir animal, celles où se dégage de l'acide sulfureux et surtout de l'huile pyrogénée, doivent être éloignées des habitations ; on se rappelle l'odeur que le village des Thernes en éprouva pendant longtemps, pour un tonneau de cette huile qui, dans la principale rue du pays, avait laissé échapper une certaine quantité de ce liquide infect ; on se rapelle ce champ, situé près de Rouen, où des mois ne suffirent pas pour faire disparaître l'odeur de la même substance qu'une fabrique y avait laissée.

70. Les fabriques peuvent encore nuire à l'habitation privée qui l'avoisine, par les eaux qui s'en écoulent, et qui, se répandant au loin, vont porter ailleurs les produits infects qui s'en dégagent : c'est ainsi que les propriétaires voisins de la féculerie de Ville-Taneuse, élevèrent des plaintes unanimes contre cet établissement et intentèrent des procès nombreux à son propriétaire. Ils accusaient ces eaux d'infecter les étangs, de faire mourir le poisson et d'occasionner dans le pays de graves maladies. Il fallut toute la fermeté et toute l'autorité de MM. Orfila et Parent du Châtelet pour démontrer que la plupart de ces reproches étaient dénués de fondement, et encore la féculerie ne put résister aux attaques dont elle fut l'objet qu'alors qu'un puits foré ou absorbant, fit écouler dans le sol les produits de la fabrique. Ailleurs encore on reprocha à une blanchierie par la vapeur, de verser des eaux sur le sol, tandis qu'au contraire elle faisait éviter d'y répandre les eaux savonneuses que les buanderies ordinaires y apportent.

71. Ce n'est pas tout, les eaux des fabriques peuvent pénétrer dans le sol, fuser au loin à travers des couches crayeuses ou sablonneuses, arriver à des nappes d'eaux situées à des profondeurs plus ou moins considérables et aller porter dans les puits du voisinage une influence fâcheuse. C'est ainsi qu'un écarisseur de Montfaucon ayant versé dans un grand puits les eaux de sa voirie, les puisards des maisons voisines en furent infectés, et que le peuple se

souleva et combla l'excavation qui avait été faite. C'est ainsi que d'autres fabriques versant des eaux chaudes dans un puisard , celles-ci glissèrent au loin sous le sol et échauffèrent les puits d'alentour.

72. C'est ainsi qu'à Bicêtre , les vidanges s'épanchèrent jusqu'à un village assez éloigné, etc.; il est bien vrai que parfois des plaintes semblables ont été faites à tort, et par exemple à Viroflay; dans une manufacture de gélatine , à Châtillon, il arriva que des habitans se plaignirent à tort d'un écoulement d'eaux d'une fabrique dans leurs puits, etc.; mais toujours est-il que fréquemment des accidens pareils peuvent survenir. L'huile pyrogénée de M. Payen à long-temps infecté les eaux des environs ; celle qui a été versée dans la Seine près du Pont-des-Arts a eu les plus grands inconvéniens ; celle qui s'écoule dans la Tamise y a fait périr le poisson ; et l'empereur lui-même se ressentit assez à Saint-Cloud de l'odeur du produit dont il s'agit et qui sortait de l'atelier de Grenelle, pour empêcher que cette huile ne fût à l'avenir versée dans la Seine.

73. Quels que soient les résultats scientifiques obtenus sur l'innocuité des poussières, des gaz, des vapeurs, des exhalaisons qui s'élèvent de plusieurs fabriques, du rouissage, il suffit qu'elles répandent une odeur désagréable pour chercher à habiter loin d'elles. A plus forte raison, doit-on éviter la proximité de celles sur l'innocuité desquelles on n'est pas encore arrêté , et dont le degré de danger est en litige. Ainsi, éloignez vos habitations de la plupart des grandes fabriques dont il a été précédemment question ; mais ne tombez pas dans une exagération ridicule , et ne troublez pas l'industrie par des appréhensions chimériques. Toutes les fois que les émanations parviendront jusqu'à vous à travers une grande masse d'air, n'ayez pas de grandes inquiétudes pour votre santé; mais informez-vous bien, si quelque tuyau conducteur d'un gaz tel que celui de l'éclairage, ne vient pas à passer dans votre habitation ; si

quelque cheminée venant d'un atelier où l'on travaille le plomb, l'arsenic, le mercure, et même où l'on brûle du charbon, ne communique pas avec le conduit de votre propre foyer, et dans des cas pareils, prémunissez par des moyens et des démarches convenables, votre famille et vous, contre les accidens qui peuvent en résulter. Il suffit que les eaux des fabriques voisines aient une odeur fétide pour provoquer des mesures propres à remédier à cet inconvénient, et les puits absorbans sont ici d'une grande utilité. Si votre puits est infecté, et si vous êtes obligé de supporter les inconvéniens des fuites d'eau provenant des fabriques voisines, faites forer le sol, arrivez à des eaux plus profondes et trouvez ainsi les moyens d'en posséder de meilleures. Un grand nombre d'autres moyens de prudence sont tellement faciles à concevoir qu'il est inutile d'y insister.

74. La plupart des considérations applicables aux émanations animales putrides, provenant des fabriques, le sont aussi à celles qui se dégagent des cimetières. On se rappelle le travail de Maret sur ce sujet, ces 149 personnes, sur 179, atteintes de fièvres graves dans une église; ces fossoyeurs de Dijon morts de maladies semblables; ces faits du même genre observés à Riom; cet autre fossoyeur qui, à Montmorency, tomba mort après avoir donné un coup de pioche au cadavre d'un homme enterré un an auparavant; ces pénitens qui, à Montpellier, et devant Huguenot, doyen de la Faculté de médecine, en 1744, périrent en pénétrant dans le caveau sépulcral d'une église, (Vicq d'Azir); cette peste, qui en 1562, régna dans l'Agenais, et qui sembla s'élever d'un puits où l'on avait jeté beaucoup de cadavres, (Paré, cité par M. Reboucas); le siège de Rouen pendant lequel, suivant Paré, des cadavres en putréfaction donnèrent lieu à des fièvres graves, etc. De tels faits recueillis par des auteurs de première autorité, et très-constatés, ne permettent pas de douter

que, dans certains cas, les lieux destinés aux sépultures puissent être dangereux pour les habitations voisines. Toutefois, comme le remarque très-judicieusement M. Orfila, on a beaucoup exagéré le danger des exhumations ; le nombre considérable de celles qu'il a fait faire devant ses yeux, sans accident, prouve, qu'ici comme ailleurs, les craintes ont dépassé la vérité, et M. Parent du Châtelet, a publié une note fort remarquable sur l'innocuité complète dont furent suivis les soins qu'il fallût prendre, lorsqu'on procéda sous la direction de M. Chevallier, à la sépulture de 200 victimes de Juillet. Malgré de tels faits, n'oublions pas qu'il en est d'autres qui prouvent les dangers des émanations qui s'élèvent des fosses sépulchrales. M. Chevallier lui-même en ressentit l'influence délétère, et dans les 90 rapports qui sont parvenus à l'Académie sur les épidémies qui ont régné en France, de 1830 à 1836, le plus grand nombre des observations accusent les cimetières d'avoir été la source d'accidents, soit dans les habitations privées, soit dans les habitations publiques. M. Pariset cite, parmi beaucoup d'autres faits, l'observation remarquable d'un tailleur de pierre en Égypte, qui fut pris de la peste après avoir ouvert des tombes anciennes, et qui, frappé de mo t le soir, communiqua le mal à toute une population qui fut décimée. Suivant cet auteur et suivant M. Lagasquie, la putréfaction des corps est une des causes les plus fréquentes de la peste, ce qui justifie pleinement les embaumens des anciens Égyptiens.

74. Ainsi, dans tous les cas, surtout dans le centre des communes, que l'habitation privée soit éloignée des cimetières. Outre la tristesse que de semblables lieux jettent sur la pensée, ils peuvent être encore les sources de graves inconvéniens sous le rapport de la salubrité.

75. *Isolement, agglomération des habitations.* Il n'est pas à beaucoup près toujours utile, comme salubrité, que l'habitation soit isolée ; l'homme est fait pour vivre en

société, et presque toujours les maisons chez les peuples divers, sont réunies en hameaux, en villages, en bourgs et en villes. Plus celles-ci sont étendues, suivant J. P. Franck, plus elles présentent des conditions contraires à la pureté de l'air. (Raige Delorme). On a cherché à savoir par des calculs statistiques, faits à l'occasion du choléra, si les quartiers dont la surface était la plus étendue par rapport au nombre des maisons qui s'y rencontrent, avaient offert moins de décès que ceux qui se trouvaient dans une position contraire; mais ces relevés ne pouvaient conduire et n'ont conduit à rien de positif. En effet, sur la surface de tout un quartier : celui du Jardin des Plantes par exemple; il est possible qu'il y ait proportionnellement à l'étendue du sol, un moindre nombre de maisons que dans un autre quartier : la Chaussée d'Antin; cependant il se peut faire que les habitations des rues populeuses du premier, soient plus rapprochées que celles du second. C'est en effet ce qui a lieu pour une partie du quartier du Jardin du Roi. Que deviennent donc alors les résultats donnés par une statistique fondée sur ces documens? Il faudrait, pour l'établir convenablement, analyser les cas particuliers qui pourraient se présenter par rappport aux rues et aux habitations privées, puis additionner les unités du même genre, autrement on s'exposerait à commettre des erreurs.

77. L'habitation dans les villes est-elle plus dangereuse que dans les campagnes? cette question ne peut-être résosolue d'une manière générale ; il est des villages plus sains que des villes ; il est des cités plus salubres que des hameaux : la partie haute de Genève, suivant M. Odier en offre un exemple. D'après les recherches de MM. Quetelet, Villermé, Benoiston de Châteauneuf, etc., il s'en faut que les hommes des campagnes soient aussi élevés de taille que ceux des villes ; mais ici, il y aurait bien des réflexions à faire qui porteraient à élever des doutes sur les causes du résultat obtenu. D'ailleurs, encore une fois, ce

qui serait vrai d'une ville ou d'une campagne ne le serait pas ailleurs. Une habitation peut être isolée dans une plaine, et semblable à celles des Germains dont parle Tacite, à celles de beaucoup de peuplades sauvages ; il se peut faire qu'elle soit plus ou moins séparée des maisons qui font partie d'un même village. Elles ne présente alors aucun abri contre l'ardeur du soleil et les frimats, et est exposée à tous les vents; elle n'offre pas toujours une résistance suffisante aux ouragans et aux météores. Il paraît aussi que les pays les moins peuplés, sont en général les plus mal sains (Féburier). Certaines dispositions des lieux peuvent se rencontrer, qui évitent les inconvéniens signalés plus haut, et qui laissent à l'habitation, l'avantage d'une ventilation modérée et du contact de la lumière.

78. Lorsqu'il faut prendre son habitation dans des maisons agglomérées, on doit choisir, autant que possible, celle dont l'exposition est la meilleure par rapport aux climats, à la température, aux vents habituellement régnans, etc.; il faut surtout éviter que son domicile soit situé assez bas au-dessous des maisons voisines pour que la lumière du soleil n'arrive point, ou que l'air ne se renouvelle que difficilement : cette condition est de rigueur. On a remarqué, et J. P. Franck a rappelé ce fait, que les maisons de Paris situées dans des quartiers très bas, ont des habitans fréquemment atteints de fièvres graves. M. Baudelocque a constaté que les scrophules sont endémiques dans de tels lieux ; la chlorose y est fréquente, et il n'y a qu'à faire quelques visites dans de semblables quartiers pour se convaincre du mauvais état de santé de ceux qui les habitent.

79. Les *façades* des maisons voisines ; les *murs* qui sont très rapprochés de l'habitation, ont de très grands inconvéniens sous le rapport de la salubrité de celle-ci. C'est surtout sous le rapport du défaut d'air et de lumière, sous celui de l'humidité dont ils sont la cause, qu'ils sont préjudiciables. M. d'Arcet a vu cependant qu'un grand mur

de face, voisin de l'habitation, exerce encore une autre influence qu'il est bon de savoir. C'est que: si le soleil darde sur ce mur, un courant d'air ne manque pas de s'établir de bas en haut le long de cette surface échauffée, d'où résulte un tirage qui s'opère sur les fenêtres de l'appartement, et qui est cause que les cheminées fument ou laissent pénétrer de l'acide carbonique dans l'habitation.

80. Les *dimensions* et la *direction* des rues doivent aussi, lorsqu'il s'agit de faire choix d'une habitation, être largement considérées. La plupart des auteurs sont d'avis que les rues soient larges. Elles sont telles à Pékin, à Londres, à Saint-Pétersbourg; on cherche à Paris à leur donner de plus grandes dimensions en largeur que celles qu'elles présentent. Les avantages qu'offre cette augmentation d'étendue transversale sont nombreux : alors l'air circule facilement; la lumière pénètre jusqu'au rez-de-chaussée, le dessèchement devient facile, et les habitations latéralement situées se ressentent de ces influences salubres. La plupart des peuples ont, au contraire, dans leurs villes, des rues étroites. Telles étaient celles des anciens Romains. Il paraît que leurs maisons étaient isolées, et qu'une ruelle étroite les bornait tout alentour. (Tacite. Palais de Scaurus, etc.) Cependant les rues de Pompeï ont une certaine largeur. A Alger, à Constantine surtout, les maisons sont à peine séparées de quelques pas. Nos anciennes villes, les quartiers où se trouvent les habitations privées du moyen âge, ont des ruelles étroites, sinueuses, dans lesquelles s'ouvrent parfois des impasses plus étroites encore. J. P. Franck condamne avec raison de telles dispositions des cités. M. Marc leur reproche de constituer des réceptacles d'air corrompu, et de produire l'étiolement et des affections scrophuleuses. M. Baudelocque a beaucoup insisté sur cette idée. Quercetano, dit J. P. Franck, «ci ra-
« conta, che la città di Tolosa fu per molto tempo esposta a
« frequenti pestilenze, le quali tornavano ad inferire di

« tempo in tempo, finchè allagarte le contrade anguste, e per
« conseguenza anche sporche, e dato all'aria un movimento
« più libero e più spedito, cessarono quasi del tutto. » A
l'époque de l'épidémie de choléra à Paris, il y a eu, dans des
rues étroites où les habitans sont entassés dans des maisons
hautes, 33,87 décès sur 1000, tandis que dans celles qui
sont dans de meilleures conditions, il n'y a eu que 19,25
sur 1000.

81. Ce n'est pas que les rues étroites n'aient eu aussi leurs
apologistes. On a dit que dans les climats très chauds elles
étaient spécialement utiles pour préserver de l'ardeur du
soleil, et que dans les pays froids elles rendaient les habitations plus chaudes. On a ajouté qu'elles favorisaient les courans d'air; M. Raige Delorme dit qu'elles peuvent convenir
en effet dans les climats ardens. Les Romains tenaient tant
à leurs rues étroites, suivant Tacite et J. P. Franck, qu'a-
près l'incendie de Rome, lorsque Néron voulut donner
aux rues de plus grandes dimensions, les habitans s'y op-
posèrent. On sait que les Arabes ne voient pas non plus
avec plaisir l'élargissement de leurs rues. En général on
peut dire que les espaces situés entre les maisons doivent
être larges; qu'ils est bon de les proportionner cependant
à la hauteur des maisons; M. Rochoux, soutint avec
raison à l'Académie, qu'il ne fallait pas admettre avec
l'auteur d'un travail présenté à cette compagnie, que les
rues étroites étaient saines. Elles sont surtout dans les
pays tempérés ou froids, toujours humides, et souvent
infectes. Celles de Barcelone ont souvent une odeur re-
butante. Une ordonnance de 1788, confirmée par une
loi de 1792, prescrit des mesures relatives à la largeur,
des rues de Paris, et à la hauteur des maisons qui est fixée
à 54 pieds dans les rues de 5 toises de large, et à 45,
lorsque les maisons sont séparées par un espace moindre.
Malheureusement ces améliorations ne se font qu'à la
longue, et à l'occasion des démolitions et des construc-

tions nouvelles. Trop souvent celles-ci ont encore une telle élévation, qu'elles privent les locataires des étages inférieurs, de la lumière et de l'aération qui leur sont si utiles. La commission pour le choléra, exprime en termes énergiques au Préfet, la nécessité de donner moins de hauteur aux maisons et plus de largeur aux rues.

82. La direction des rues où l'on voudra habiter n'est pas indifférente; les règles tracées à l'occasion de l'exposition, trouvent ici leur application. Remarquons que les végétaux s'étiolent ou du moins ne fleurissent pas dans nos climats, lorsqu'ils sont placés sur les fenêtres exposées au nord et qu'ils prospèrent alors qu'ils sont situés au midi et vers l'est. Un tel fait n'est pas sans application relativement à l'utilité que l'homme lui-même peut tirer de l'habitation vers un côté de la rue plutôt que vers un autre.

83. Pour que la rue qui borde l'habitation privée soit aussi salubre que possible, il est utile qu'elle soit pavée; que de l'eau y circule librement; que les boues soient enlevées et que les immondices n'y séjournent pas. On lit dans Dulaure et dans plusieurs mémoires de M. Villermé, consignés dans les annales d'hygiène publique, que Paris, pendant une grande partie du moyen-âge, présentait une affreuse malpropreté; cela eut lieu surtout avant Philippe-Auguste et avant le pavage des rues; c'était là, suivant ces auteurs, une des causes de ces terribles épidémies, qui si souvent ravageaient la capitale.

84. On peut appliquer *aux places, aux quais, aux boulevarts,* les principes qui ont été précédemment établis, et il faut seulement ajouter que, toutes choses étant égales d'ailleurs, l'habitation dans ces lieux espacés sera plus salubre que celle qui a lieu dans des rues moins larges.

85. Dans les considérations précédentes, nous avons exposé les détails qui se rapportent à l'habitation des villes comparées à celle des campagnes. L'une et l'autre se composent en effet des divers élémens dont il a été parlé, et les avantages de toutes deux comme leurs inconvéniens re-

posent en grande partie sur la somme que chacune d'elles réunit des circonstances favorables ou nuisibles dont il a été fait mention.

### CONCLUSIONS DES CONSIDÉRATIONS PRÉCÉDENTES.

86. On peut déduire des considérations précédedtes :

1º Que le choix des lieux où l'habitation privée devra être construite ou choisie, ne sera point indifférent ; 2º qu'il devra varier suivant un grand nombre de circonstances, et qu'il serait utile de le modifier suivant le pays, le climat, le voisinage : des hauteurs, des forêts, des marais, des autres habitations, des établissemens industriels ; il devra aussi être différent, suivant l'état physiologique des sujets ; 3º que l'exposition ne devra pas être la même en toute saison et dans tous les lieux, et qu'elle sera surtout accommodée aux circonstances de chaleur ou de froidure, de sécheresse ou d'humidité, de ventilation ou de stagnation d'air, de lumière ou d'obscurité, etc., dans lesquelles le lieu choisi se trouvera placé.

En général, ce qu'il faut surtout rechercher dans le choix d'un lieu, sous le rapport de l'hygiène, c'est une hauteur barométrique moyenne, une températuremodérée, un degré de sécheresse médiocre, la pureté de l'air et du sol, une aération suffisante et une lumière vive. Il sera bon aussi de choisir un séjour où les orages ne soient pas très-fréquens et où les tremblemens de terre aient rarement lieu.

DEUXIÈME SECTION.

## CONSTRUCTION DE L'HABITATION.

87. Cette partie de la question rentre complètement dans le domaine de l'architecture ; l'hygiéniste n'est appellé qu'à donner quelques préceptes généraux en rapport avec les mesures que la salubrité réclame.

88. *Fondations, matériaux.* Le sol dont il a déjà été

parlé, devra d'abord être assez creusé pour qu'on puisse arriver à une couche solide sur laquelle l'édifice sera convenablement assis. Dans le cas où il ne présente pas une solidité suffisante, on a recours à des pilotis, à des couches de maçonneries encaissées, faites avec un ciment qui, se durcissant sous le sol et à l'eau, forme ainsi une masse d'une seule pièce qui ne peut pénétrer plus profondément. Plusieurs quais de Paris ont des fondations construites de cette sorte; les matériaux dont on fait choix ne sont pas indifférents ; en général ils ne doivent pas être très poreux et facilement altérables par l'humidité. Les pierres nouvellement extraites des carrières conservent long-temps l'eau qu'elles renferment, et il est bon de les faire sécher quelque temps à l'air avant de s'en servir. Elles réuniront autant que possible deux conditions : la solidité et la sécheresse. Le plâtre placé au voisinage de la terre, ou au-dessous du sol, s'altère promptement, absorbe et retient facilement l'humidité à cause de la grande quantité de nitrate de potasse qu'il contient alors; ici la chaux et les divers cimens où elle entre comme élément paraissent être préférables. Si l'on n'avait comme matériaux, qu'un mélange de pierres humides et de moëllons secs, il vaudrait mieux employer les premiers dans des lieux exposés au soleil et à des courans d'air, et les seconds dans les parties les plus obscures et les mieux ventilées (Marc, Raige Delorme); suivant M. Marc la police devrait s'opposer à ce qu'on se servît de semblables matériaux :«Vitruvio dice esservi stata iu Utica una legge, « che ordinava a'citadini di non adoperar mattoni, che non « fossero stati colti cinque anni prima e giudicati buoni « da un magistrato incombenzato espressamente d'essami- « narli.»(J.P. Franck.) : les murs en pisé ou en terre garantissent mal des rigueurs de l'hiver;lorsqu'ils contiennent du bois de charpente,ceux-ci pourrissent aisément.Les briques bien cuites sont d'excellens matériaux, en ce sens, qu'elles sont sèches et que le feu n'a pas d'action sur elles ; on sait que les Romains les faisaient souvent entrer dans la construction de leurs murs, dont Palladio reconnaît six espèces principales.

89. Les charpentes doivent, en général, être construites avec des bois coupés longtemps à l'avance. Il serait bon de prendre pour les bâtimens sur terre, les précautions dont on use dans la marine, et dont parlent M. Forget et M. Keraudren. On conserve fréquemment, en effet, les bois de construction, en les disposant par piles, et en les préservant de l'humidité.

90. En général, il faudrait pouvoir s'abstenir dans les constructions 1° de matériaux qui seraient bons conducteurs du calorique et de l'électricité, parce qu'ils rendent l'habitation froide, où qu'ils sont plus exposés à être

(¹) Souvent les Romains mélangèrent les briques et les pierres. Lorsqu'en effet les maisons de Rome cessèrent d'être comme la cabane de Romulus ( qu'on voyait encore sur la roche sacrée dans les beaux jours de la république), des cases de bois et de roseaux; lorsqu'après la guerre de Pyrrhus, on éleva les étages des maisons, ( Pline, Vitruve) il fallut bien qu'on donnât plus de solidité aux murs qui d'abord n'avaient qu'un pied et demi d'épaisseur; aussi y plaça-t-on des chaînes de pierre, ce qui permit de les élever beaucoup plus haut, et dit-on, jusqu'à 60 ou 70 pieds Il y avait bien loin de là aux branches d'arbres qui formaient les abris de quelques peuplades de la Germanie, à ces constructions de quelques autres, qui se servaient de matériaux grossiers ou qui se creusaient des souterrains. Ceux-ci étaient recouverts de fumier, à l'effet de se prémunir contre le froid (Tacite).

Du reste chaque peuple est conduit par la nature du climat ou par celle des matériaux qu'il a sous sa main, à se servir de matériaux fort dissemblables. Si l'habitant de l'Océanie se sert quelquefois, au lieu de murs, de nattes mobiles et à claires voies, qu'il enlève dans les dix mois de saison chaude, l'Islandais se cache dans sa masure en terre recouverte de gazon et protégée par des murs épais, ( Gaymard). Dans les parages voisins du Pôle nord, on trouve des cases dont la glace ou la neige forment les murs et les lits, et dont l'entrée est sinueuse pour que l'air froid n'y pénètre pas d'une manière directe capitaine Ross ) frappés par la foudre; 2° de corps poreux et qui retiennent facilement l'eau, parce qu'ils sont une cause perpétuelle d'humidité; c'est en ce sens que les habitations dont les murs sont salpêtrés présentent souvent beaucoup d'insalubrité; 3° de ceux qui seraient susceptibles de donner lieu, dans de certaines circonstances, au dégagement de gaz délétères; 4° il faudrait choisir des matériaux qui réunissent autant que possible la légèreté à la solidité; mais celle-ci, est surtout du domaine de l'architecte; les réglemens qui la concernent tiennent plus à la police municipale qu'à l'hygiène publique. Nous reviendrons bientôt à l'occasion de la disposition de l'habitation, sur certains matériaux qui peuvent servir à la construction, et sur les précautions hygièniques que celle-ci exige.

91. Du reste, l'exécution des régles précédentes est bien plus facile à prescrire quà mettre en pratique; et trop souvent on ne pourrait prendre les précautions qui viennent d'être indiquées.

92. Une question importante relative aux matériaux et à la construction se présente ici naturellement. *Est-il dangereux, pour la santé, d'habiter des maisons qui viennent d'être récemment construites ?*

93. Dans les premiers mois qui suivent la construction d'une maison, elle est en général humide; les papiers de tenture se décollent, se pourrissent, perdent leur couleur, une odeur spéciale existe dans le bâtiment; parfois, surtout si l'on s'est servi de plâtre, une odeur sulfureuse se fait sentir, Or, on attribue généralement beaucoup d'inconvéniens, sous le rapport de la salubrité, à ce genre d'habitation. Toutefois rien ne paraît moins avéré que les dangers dont on les accuse. Il faut avouer même que depuis la construction de tant de bâtimens nouveaux qui se sont élevés à Paris dans tous les quartiers, et qui sont habités presque aussitôt qu'édifiés, le public est revenu des idées exagérées qu'il s'était formé sur ce sujet. On ne voit

pas en effet, qu'il en résulte ordinairement beaucoup d'inconvéniens, et l'expérience a fini par dissiper des craintes
beaucoup trop vives. Toutefois il faudrait éviter de tomber dans une exagération opposée. Dans quelques cas, rares il est vrai, on a vu une petite toux suivre la respiration des vapeurs ou des gaz qui s'élevaient du plâtre
et l'on a vu aussi des affections articulaires ou musculaires aiguës ou chroniques, des névralgies (Bérard) sem-
bler être en rapport avec cette cause.

94. Les opinions des auteurs qui ont écrit sur ce sujet,
se sont ressenties de celles qui ont existé dans le public;
M. Marc en 1818, regarde l'habitation dans des maisons
nouvellement construites, comme plus dangereuse que ne
le fait M. Raige Delorme, qui, écrivant en 1835, dit qu'en
général on peut habiter sans danger les maisons récemment bâties, même très peu de tems après qu'elles ont été
terminées, alors cependant que ces maisons sont bien exposées et que la circulation de l'air dans les appartemens
est favorisée par l'étendue spacieuse des rues et des cours.

95. On ne peut fixer, d'une manière générale, l'époque
où les inconvéniens qui peuvent tenir à l'habitation dans
les constructions nouvelles cessent d'avoir lieu; car tout
dépend ici du mode de construction, de la nature des matériaux employés, du climat, de la saison, de la disposition
des lieux, de l'épaisseur des murs, etc. Quelques recherches
expérimentales pourraient avoir ici de l'utilité. Les entrepreneurs savent bien qu'ils peuvent placer les tentures
sur les murs, alors que toutes leurs parties enduites de
plâtre laissent sur le doigt qui les frotte une poussière
fine et sèche; mais ce n'est pas là sans doute assez pour
savoir à quoi s'en tenir. Les gros murs sont bien plus
longtemps à se dessécher, et il serait bon, avant d'habiter
l'appartement, de s'assurer à l'aide de l'hygromètre placé
dans les chambres fermées pendant un certain tems, du
degré d'humidité de l'air. On pourrait encore placer

contre les murs des corps propres à absorber l'eau, tels que le chlorure de chaux, les peser avant et après l'expérience, pour juger du degré d'humidité que les murs pourraient contenir.

96. Un autre inconvénient attaché anx maisons nouvellement construites, et qui se reproduit aussi dans les appartemens qu'on décore, consiste dans les exhalaisons que produisent les peintures à l'huile qu'on peut y faire. On a vu celles-ci produire des céphalalgies, des vertiges, des syncopes et d'autres accidens graves. La ventilation et l'emploi du feu sont les moyens généralement mis en usage pour remédier à cet inconvénient. Il paraît aussi que l'emploi du foin étendu sur le sol et renfermé dans les pièces peintes, abrège la durée du tems où ces émanations se font sentir. M. Labarraque a constaté un grand nombre de fois, que l'eau chlorurée en expansion sur du foin réussit encore beaucoup mieux. C'est ainsi qu'au bureau des transferts des rentes, dans le palais de la Bourse, l'odeur de peinture ayant forcé les employés de suspendre leurs travaux, l'emploi de ce moyen pendant une seule nuit permit le lendemain d'habiter ce même lieu : à peine y sentait-on alors l'odeur de l'huile. Si le carreau du plancher est mis en couleur, et si l'on craint que le chlore n'altère celle-ci, il suffira, suivant M. Labarraque, d'y placer pendant la nuit quelques assiettes remplies d'eau chlorurée (1)

(1) Le dégagement du chlore ne pourrait-il pas avoir quelqu'inconvénient, relativement à l'altération des peintures, lorsque surtout elles ne sont pas encore bien sèches? Il n'a pas altéré celles-ci dans les expériences que M. Labarraque a faites sur ce sujet.

CONCLUSIONS DES CONSIDÉRATIONS PRÉCÉDENTES.

97. Les principaux dangers qui tiennent à la construction des habitations sous le rapport des matériaux employés, sont en rapport avec l'humidité, le refroidissement, l'altération de l'air auxquels ces matériaux peuvent donner lieu. On conçoit aussi qn'il en est parmi eux qui, conducteurs de l'électricité, auraient des inconvéniens en tems d'orage. Ce serait à éviter autant que possible, ces dangers et ces inconvéniens que l'hygiéniste devrait surtout s'attacher, s'il était consulté pour la construction la plus salubre possible d'une maison. (1)

TROISIEME SECTION.

## DISPOSITIONS DE L'HABITATION ELLE-MÊME.

98. 1°. *Etage.* La hauteur à laquelle l'habitation doit être placée n'est pas indifférente. *Le rez-de-chaussée*, sous le rapport de l'humidité des murs, de la stagnation de l'air, du défaut de lumière, a tous les inconvéniens dont il a été précédemment parlé; Mariotte, au rapport de J. P. Franck, fit des expériences pour déterminer les quantités d'eau que l'atmosphère contient à différentes hauteurs, et il observa que les sels alcalins se liquéfiaient plus vite à proportion qu'ils étaient exposés à l'air, plus près du sol. Lorsque l'ouvertnre de l'habitation est spacieuse, qu'il existe dans son intérieur des courans d'air, qu'elle est exposée à la

_______________

(1) Il faut tenir compte aussi du défaut de solidité des matériaux qui peut-être cause de la chûte de l'édifice, surtout dans les pays volcaniques, et de leur combustibilité, d'où peuvent résulter des incendies.

lumière, lorsqu'elle n'est pas dominée par des maisons voisines et qu'il n'y a pas d'étages superposés; alors si elle est plus élevée que le sol, etc.: elle a peu d'inconvéniens; telle est la demeure d'un grand nombre de peuplades sauvages ou à demi-civilisées. Mais dans les rues populeuses des villes, près des fumiers des villages, lorsquils sont de niveau avec le sol, etc.; les rez-de-chaussées sont très insalubres; les boutiques présentent en général les dispositions les plus fâcheuses, surtout par les arrières cabinets qu'elles offrent et dont le danger est constaté par l'observation journalière : je possède bon nombre d'observations dans lesquelles l'invasion d'une fièvre grave ou d'une affection aiguë du sang et des jointures, s'est déclarée dans un semblable lieu. Plus les quartiers dans lesquels les boutiques seront placées, seront obscurs et mal aërés, et plus aussi elles auront d'inconvéniens. Les mêmes considérations sont applicables au rez-de-chausssées ouverts sur des cours plus ou moins grandes; tout ceci est la conséquence de ce qui a été dit relativement au choix des lieux.

99. C'est ici surtout qu'il conviendra de multiplier les précautions hygièniques dont il sera parlé, (à l'occasion des diverses parties de l'habitation), pour se préserver contre la froidure, l'humidité, la stagnation de l'air, son altération et le défaut de lumière.

100. Les rez-de-chaussées, rendus aussi salubres que possibles, à l'aide de ces moyens, conviennent principalement à certains hommes : à ceux qui sont disposés aux maladies du cœur, lorsque les bronches ne sécrétent pas beaucoup de liquides; aux hommes qui sont faibles ou convalescens de longues maladies, et ils sont surtout dangereux : pour les rhumatissants, pour les jeunes gens nouvellement arrivés dans les grandes villes ; pour ceux dont les bronches sont très-humides, ou pour lesquels on a des raisons de redouter les scrophules ou des tubercules.

100. Les étages élevés présenteraient beaucoup d'avantages sur ceux qui leur sont sous-jacens, si leur capacité, leur hauteur étaient égales; mais malheureusement il semble que l'on ait pris à tâche de diminuer leur salubrité pour les rendre aussi dangereux que les logemens situés plus bas et habités par les riches. Toutes circonstances égales d'ailleurs, et s'ils sont bien exposés, le soleil y porte plus longtemps son influence bienfaisante; la sécheresse y est plus grande, l'air plus pur, la ventilation plus facile. Ils conviennent, lorsqu'ils ne sont pas trop étroits, à des gens robustes, qui montent un escalier sans peine, qui viennent habiter une nouvelle ville, et qui restent ainsi moins plongés dans les brumes plus ou moins épaisses qui se tiennent au voisinage de la terre. Evidemment des étages élevés ne conviennent pas aux hommes dont le ventre est gros, ou à ceux dont les membres sont faibles et grêles, et qui, par une cause quelconque souffrent beaucoup de la marche ascendante:

102. Les étages moyens participent plus ou moins des avantages et des inconvéniens des rez-de-chaussées ou des étages supérieurs, suivant qu'ils sont plus ou moins voisins des uns ou des autres.

103. *Le plancher* de l'habitation, devra, autant que possible, être construit de telle sorte qu'il soit bien sec. Outre les précautions indiquées à l'occasion du sol, on peut dire : que le dallage en pierre est généralement insalubre, à cause du refroidissement qu'il cause aux extrémités inférieures, dont il est souvent important de conserver la chaleur, et à cause aussi de l'humidité à laquelle il donne lieu; que celui en carreaux ou en brique a les mêmes inconvéniens, quoiqu'à un moindre degré; que de tels planchers, ainsi que ceux en marbre, en fonte, peuvent tout au plus convenir dans la saison très chaude et dans des étages élevés; que le bitume est de beaucoup préférable; qu'un parquet bien fait est le meilleur de tous les planchers ; qu'il est utile de ménager au-

dessous de lui des courans d'air, qui l'empêchent de toucher au sol; qu'il est peut-être avantageux de placer au-dessous, des corps pulvérulens propres à s'emparer de l'humidité. Si l'on était dans des lieux très humides et très froids, comme les rez-de-chaussées, on pourrait creuser le sol et remplacer, par des cailloux ou du mâchefer, la terre et les gravois qu'on enlève. « Les tambours du parquet devraient être placés sur des points d'appui isolés. Il ne faut jamais sceller en plâtre sur le remblai. Un courant d'air sous le plancher, soit au moyen d'ouvertures opposées, soit à l'aide d'un appel à la cheminée, est nécessaire pour prévenir l'humidité du sol. » On pourrait encore y conduire des tuyaux de chaleur. L'usage des tapis pour les riches, des nattes tressées pour les pauvres, serait utile si l'on prenait les précautions que la propreté exige. C'est surtout pour les personne dont la poitrine est irritable, qu'il est utile que le plancher soit sec et formé de matériaux mauvais conducteurs du calorique.

104. Dans certaines professions où l'on fait un usage fréquent du feu, il est évident que le plancher en bois offre le danger de l'incendie. Le carrelage en asphalte est loin d'offrir le même inconvénient à un aussi haut degré.

105. *Les murs* de l'habitation, doivent, comme nous l'avons vu, varier suivant une foule de circonstances. Il sera principalement question ici de ceux des maisons de nos contrées. Presque toujours lorsqu'ils sont épais, ils présentent de l'humidité. C'est surtout vers leur partie voisine du sol que cet inconvénient a lieu. Cet effet est généralement attribué à la capillarité, et le plus souvent il en est ainsi; toutefois, il arrive encore que par suite de la pesanteur, l'eau qui peut se trouver dans les parties supérieures du mur, glisse de proche en proche jusque vers les parties déclives. C'est à coup sûr ce qui a lieu pour les murs nouvellement construits, et qui sont beaucoup plus vite secs en haut qu'en bas. L'avidité du nitrate de potasse pour

l'eau , fait aussi que les murs qui en contiennent restent long-temps humides.

106. Plusieurs moyens peuvent être employés pour remédier aux inconvéniens que présentent les murs. S'agit-il de leur construction ? On pourrait établir un peu au-dessus du sol , entre les assises de pierre , une lame de plomb ou une couche épaisse de bitume ou de mastic hydrofuge. On aurait le soin de ne pas placer le plomb en contact avec la chaux , ce qui favoriserait sa carbonisation et détruirait son imperméabilité ; mais il serait non moins utile de placer de distance en distance , par en haut , des couches semblables pour prévenir l'humidité qui proviendrait du haut de l'édifice. Quant à celle des murs construits , on peut s'en préserver en couvrant la surface du mur d'une couche hydrofuge , et surtout en établissant une paroi en menuiserie entre les pierres et l'appartement ; mais il faut encore ici qu'un courant d'air puisse circuler entre la maçonnerie et la couche de bois qui lui est extérieure.

107. Quant au froid que le mur peut produire, on pourrait ainsi que le pratiquaient les Romains, pour les appartemens d'hiver , établir des tuyaux de chaleur dans l'épaisseur des murs ; construire ceux-ci, comme le propose M. Gourlier , avec des matériaux mauvais conducteurs , ou enfin si l'espace le permet , laisser dans la maçonnerie des espaces vides qui permettent à l'air d'y circuler.

108. C'est surtout près du lit où l'homme se repose qu'il doit éviter le voisinage d'un mur épais et humide. Dans plusieurs cas des affections chroniques des jointures , des muscles, du tissu fibreux , ont été les conséquences très-probables d'une cause semblable. Si l'on ne pouvait mieux faire, il faudrait au moins éloigner sa couche de quelques pieds du lieu où règne une semblable humidité.

109. *Les boiseries* ainsi que *les armoires*, ont quelques avantages comme salubrité , en ce sens qu'elles préservent jusqu'à un certain dégré, contre l'humidité des murs.

Cependant elles ont aussi quelques inconvéniens, elles favorisent infiniment la multiplication des rats et des souris, qui, indépendamment de l'incommodité qu'ils causent, répandent une odeur fétide qui à coup sûr n'est pas salubre. De plus, si les armoires ne sont pas proprement tenues, l'air qui y séjourne s'y altère et peut devenir, dans certains cas, la source d'émanations putrides, qui ne sont pas sans danger.

110. *Les tentures des appartemens, les papiers* qui couvrent leurs parois, indiquent en général le dégré d'humidité du mur sur lequel ils sont appliqués; écartés de celui-ci par un courant d'air, ils peuvent diminuer l'influence de l'humidité; leur couleur mérite quelques considérations.

111. D'abord sous le rapport de la clarté des pièces, ils ne doivent pas, comme hygiène, être pris indifféremment; car puisque la lumière est une chose utile pour la santé, il est évident que dans des lieux obscurs, il pourra être avantageux de placer des papiers qui l'augmentent. Si cette lumière est en excès dans une pièce, il sera bon d'y mettre des teintes plus sombres. Dans tous les cas que ces teintes soient douces : imitons la nature qui a multiplié le vert et qui a répandu sur la voûte des cieux une douce teinte azurée; recherchons pour nos appartemens des nuances agréables à supporter; évitons des transitions brusques de couleur, ces papillottages qui fatiguent la vue. Que si nous sommes disposés à l'irisalgie, nous évitions surtout les petits dessins embrouillés et à transitions rapides de teintes, qui, dans quelques cas, ont ramené des accès de migraine. Si notre vue est faible, rédoutons la couleur rouge. Employons surtout ces précautions si nos professions sont telles que nous ayons à fixer longtemps des corps de peu de volume et propres à nous fatiguer les yeux.

112. La teinte des appartemens exerce quelque influence sur la disposition de l'esprit : que celui dont les pensées sont habituellement lugubres, se donne garde d'habiter un lieu

dont les parois soient brunes, noires, rouges ou marbrées de ces diverses nuances; plus d'un homme en délire a été cruellement impressionné par des teintes semblables. Ce n'est pas théoriquement, mais bien pratiquement, que ce fait est ici avancé. Qu'au contraire le mélancolique s'entoure de ces couleurs riantes qui rappellent les teintes des campagnes et les nuances des fleurs du printemps.

113. Les couleurs diverses que l'on peut appliquer sur les murs, comme ornemens, peuvent avoir un certain degré de salubrité et présenter aussi des inconvéniens. Le lavage des murs à la chaux, a été souvent employé contre l'humidité; mais il est évident que ce moyen est à peu près illusoire. Les peintures à l'huile, si elles pouvaient sécher sans s'altérer, auraient plutôt de l'avantage sous ce rapport; mais elles s'écaillent, sont soulevées par les gouttelettes d'eau, et finissent par ne plus tenir sur les pans de pierres humides. On a cependant employé certains enduits colorés, qui ont été proposés comme propres à prévenir l'humidité; mais jusqu'à présent la qualité préservatrice d'aucun d'eux n'est démontrée. Peut-être qu'une couche épaisse de bitume, desséchée, puis recouverte d'une couleur, aurait une utilité réelle.

114. On a ajouté aussi certains oxides ou sels vénéneux, aux peintures des appartemens, dans l'intention de détruire les insectes; le sublimé corrosif a été souvent choisi, et rarement a-t-on obtenu ainsi, l'effet qu'on recherchait. Il n'est pas peut-être sans inconvénient, pour la santé de l'homme, de placer sur les parois de sa demeure une certaine quantité d'un poison si dangereux. En général même, il serait préférable de n'employer comme peintures, dans les appartemens, que celles qui ne contiendraient pas de subtances très vénéneuses. En ce sens il serait bon d'éviter les couleurs dans lesquelles entre l'orpiment et le vermillon, le minium et le blanc de céruse; toutefois il faut avouer que s'est ici un surcroît de précaution peut-être exagéré.

115. Ce serait du reste, lorsque les murs auraient été peints récemment qu'il pourrait y avoir quelque inconvénient à demeurer dans le lieu qu'ils entourent. Quand ils sont très secs, il n'est guère probable que les couleurs, quelles qu'elle soient, exercent sur la santé une influence délétère.

116. *La couverture ou la toiture*, ne devrait presque jamais recouvrir immédiatement l'habitation de l'homme. Lorsque le toit est mince, les rayons du soleil venant à le frapper, échauffent la chambre d'une manière insoutenable. Il présente assez fréquemment des ouvertures par lesquelles la pluie peut s'introduire, et qui laissent passer des courans d'air parfois dangereux. Il faut laisser à quelques peuplades de l'Amérique et de l'Océanie le trou central de leurs toits qui leur sert de cheminée et de moyen de ventilation. Nos châssis vitrés, nos fenêtres à tabatières ne ressemblent encore que trop à ces détestables constructions. Les ardoises, les tuiles, dont les Romains, suivant Vitruve ne se servirent que fort tard, (vers 470 de la fondation de Rome), sont d'excellens matériaux de toîtures, quand ils sont séparés de l'habitatiou par un plafond. Les métaux peu oxidables à l'air, tels que le plomb, l'étain, (comme on s'en sert à Siam) le zinc, sont encore plus avantageux. Cependant celui-ci a sous le rapport de la santé des habitans, un grave inconvénient qui a été constaté : par Berthollet, Deyeux et Vauquelin, (contradictoirement aux opinions de M. Lapostolle); par M. Auzoux et surtout par M. Boutigny; c'est que les eaux pluviales dissolvent une certaine quantité d'oxide de zinc formée à la surface du métal et l'entraînent dans les citernes où elles se rendent. De là, des accidens possibles, si l'on venait à boire de semblables eaux.

117. Les toîtures de beaucoup de peuplades, sont fabriquées avec des végétaux; c'est ce qui a lieu pour les Botocudos et pour beaucoup d'autres tribus de l'Amérique ou de l'Océanie. Les habitans de nos campagnes n'emplöyent

que trop encore cette toiture des hommes sauvages; seulement c'est de chaume, au lieu de feuilles de cocotier, dont ils se servent. Un grand nombre d'incendies ont été dus à cette cause; des villages entiers ont été consumés par la foudre qui avait frappé une maison, ou par le feu pris à quelque cabane à la suite de toute autre circonstance. Partout où l'on peut se procurer des matériaux plus convenables, il faudrait que l'autorité s'opposât à la fabrication de toitures en chaume.

118. Sous le rapport de l'hygiène, la forme des toitures n'est pas tout-à-fait indifférente. On remarque que dans les climats chauds, il arrive souvent que les couvertures des maisons sont convexes et se rapprochent plus ou moins de la forme voûtée; c'est ce que l'on observe fréquemment dans quelques parties de l'Océanie, à Alger, en Syrie, en Turquie et même en Russie, où les chaleurs de l'été sont des plus vives. Le dôme semble être sorti des régions méridionales et n'avoir été adopté que par imitation par les peuples du septentrion; aussi l'école romantique lui reproche-t-elle d'être déplacé parmi nous. On aura cependant beaucoup de peine à persuader que le Panthéon et les Invalides ne soient pas à Paris, comme ailleurs, des monumens d'une grande beauté. Mais l'hygièniste cherche l'utilité, et il n'en voit d'autre dans la forme voûtée des toits, que de présenter dans les climats brûlans, une surface convexe qui réfléchit les rayons du soleil, quel que soit le sens dans lequel ils tombent sur lui, et d'éviter ainsi une chaleur trop vive.

119. Les toits élevés en forme de clochers ou de flèches, ont le grave inconvénient d'attirer l'électricité de l'air, et l'on sait que, sur eux, le tonnerre tombe de préférence. Sans rappeller ce fait consigné partout, dans lequel le tonnerre tomba en Bretagne pendant un seul orage sur 24 églises où l'on sonnait les cloches, disons que tout récemment les clochers de Rouen et de St. Denis ont été

frappés par le tonnerre, et que l'obélisque de Louqsor porte des traces de l'étincelle électrique qui l'a atteinte.

120. Si la direction aiguë des toits offre des dangers, celle très plate n'est pas non plus sans inconvéniens à cause des infiltrations d'eau auxquelles elle peut donner lieu. Il faut pour qu'ils soient convenables, que les pierres qui les forment soient très bien jointes, ou que les enduits qui les recouvrent, les lames métalliques qui les revêtent soient bien appliqués et ne présentent pas de fissures. Les toitures plates ont souvent l'avantage de présenter, dans les pays chauds, des emplacemens ou l'on peut prendre un exercice salutaire, respirer un air pur et jouir d'une vue agréable.

121. En définitive les matériaux des toitures, et les formes de celles-ci, devront varier suivant les climats, les lieux, les expositions et les habitudes des peuples. Les plus convenables sous le rapport de l'hygiène, seront celles qui permettront de conserver une température modérée, qui éviteront le mieux l'humidité, qui faciliteront l'écoulement des eaux ; qui n'attireront pas l'étincelle électrique, et qui ne priveront pas l'habitation de l'influence prolongée de la lumière et de la rénovation de l'air. Sous ce rapport il faut avouer que les toitures qui, telles que celles des chalets, s'avancent au devant de la façade, toutes pitoresques qu'elles sont, offrent beaucoup d'inconvéniens.

122. *Les plafonds* doivent presque toujours doubler la toiture de l'habitation. Ils ont l'avantage de laisser entre le toit et l'endroit habité au-dessous de lui, un espace où l'air séjourne et qui empêche les variations de température trop brusques qui pourraient résulter du contact des rayons du soleil sur les toits, ou encore du froid que l'air ou les vents pourraient produire.

122. Les plafonds doivent en général être minces et légers; et cela dans la crainte que quelques fragmens ne viennent

à s'en détacher ; si du reste on voulait conserver beaucoup de chaleur dans un appartement (dans une salle de bains, par exemple), les plafonds devraient être construits avec des corps, mauvais conducteurs du calorique, tels que du bois ; en effet l'air chaud s'élèvant vers le plafond , s'y dépouillerait plus lentement du calorique qu'il contiendrait que s'il était formé avec des substances propres à transmettre plus facilement la chaleur. Il sera bon, en général, que le plafond soit revêtu d'une couche blanche pour donner plus de lumière réfléchie à l'appartement. La surface des plafonds sera unie ; les renfoncemens formés par les solives arrêteraient le mouvement de l'air.

124. DIMENSIONS DE L'HABITATION. L'espace circonscrit par les surfaces dont il vient d'être parlé, et qui constitue l'habitation proprement dite, doit avoir une capacité déterminée, et en rapport avec le nombre des hommes qui s'y trouvent. Ce sujet est en hygiène, soit privée, soit publique, de la plus haute importance, et mérite les plus grands développemens.

Il est indispensable d'établir dans cette partie de notre travail , plusieurs subdivisions.

1° *Observations générales sur la capacité des habitations* proprement dites :

125. Si l'on jette, comme nous l'avons fait, un coup-d'œil sur les habitations des peuplades sauvages ou à demi-civilisées. On remarque que leurs cases sont presque toujours ouvertes ou mal fermées ; tantôt il n'y a plus de murs proprement dits, de portes, de fenêtres ; ailleurs la toiture est largement ouverte, etc. Chez les peuples les plus bas de l'échelle, comme civilisation, se trouvent , comme chez les habitans de l'Australie, les Patagons etc. , des demeures plus étroites ; mais ici surtout, l'entrée des huttes est assez vaste et parfois d'autres ouvertures sont pratiquées,

soit aux parois , soit à la toiture de ces tristes habitations.
Nous avons aussi rappelé que des peuplades de l'Océanie,
avaient de vastes hangards dans lesquels l'air circulait rapidement et complètement. Ce n'est que dans les climats
très-froids que l'homme demi-sauvage s'est renfermée dans
des demeures souterraines, ou dans des cases bien closes;
mais ici il est arrivé qu'il a été obligé de laisser une ouverture à son habitation , et le plus souvent elle a été au
sommet de son toit dont la forme était plus ou moins conique. Il a fallu en effet allumer du feu, pour se préserver
d'un froid glacial ; et la fumée a dû nécessairement
trouver une issue, par laquelle elle pût s'échapper. Delà un
courant d'air intérieur dans la hutte des Lapons , des Esquimaux, du Groënlandais, de là de véritables appels qui
remédient en partie à l'altération que l'air éprouve dans
leurs cases enfumées. Ce ne sont donc point les hommes
sauvages qui peuvent nous donner des exemples remarquables sur les inconvéniens ou l'insalubrité des habitations étroites ; c'est chez les peuples civilisés qu'il faut les
chercher. Il suffit de regarder autour de nous, ou de voir
le peuple de nos campagnes pour apprécier leurs nombreux
inconvéniens. C'est là que nous trouvons, pour peu que la
température soit basse , des hommes entassés dans d'é-
troits réduits ou la rénovation de l'air est tout à fait
insuffisante.

126. Si l'on consulte les relations des quatre-ving-dix épidémies observées en France de 1830 à 1836, et adressées à
l'Académie royale de médecine, on trouve que, dans la plupart des cas, les habitations des pays où elles ont été observées, étaient très-mal construites, et que les dimensions
des chambres éiaient très-étroite. Elles étaient petites et
basses dans les département du Doubs, du Haut-Rhin, de
la Somme ; habitées par des familles nombreuses. Dans le
Haut-Rhin, les chambres manquaient d'air, et M. Bizot donnait à ces chaumières l'épithète *d'infâmes*, pour peindre

plus énergiquement tout le dégoût qu'elles inspiraient. Ainsi que celles des peuplades sauvages, dans le Doubs, une seule ouverture aurait pu renouveler l'air, mais elle était soigneusement fermée par une porte. Dans la Mayenne, les habitations sont manifestement trop petites pour le nombre des individus qu'elles renferment et parfois il n'y a point de fenêtres qui puissent servir à la ventilation. Dans l'Allier et dans une espace de quinze pieds carrés reposent six personnes qui composent la famille. La mère et cinq malheureux enfans, dans la Seine-Inférieure, logent dans un trou bouché par deux tas de fumiers etc. Voilà donc comment habitent un grand nombre de Français! Voilà comment dans un pays qu'on dit être civilisé, la demeure du pauvre est ravallée bien au-dessous de celle de beaucoup de peuplades sauvages. La civilisation a organisé les châteaux, la barbarie préside encore à la construction des chaumières.

127. Mais pénétrez dans les villes et voyez encore, s'il est possible, quelque chose de pis : ici c'est le ménage du portier qui dans sa loge resserrée, sans feu, sans courans d'air, sans fenêtre, n'a pas à sa disposition, pour une nuit, une toise cube d'air. Ailleurs, sous un comble à toiture abaissée, habitent les cinq ou six enfans de l'artisan que la misère et la débauche ont vieilli avant l'époque fixée par la nature. Là, le vieillard infirme couche dans un grenier où il pénètre avec peine et où la disposition des lieux est telle que l'aération est d'une extrême difficulté; ailleurs le boutiquier qui dépense dix mille francs pour orner la façade de sa demeure, ou bien l'épicier qui se morfond dans son domicile ouvert à tout vent, logent leur commis ou leur garçon, jeune et robuste, récemment arrivé d'une campagne saine, dans une soupente de quatre pieds de haut, sur six de long et trois de large. Ailleurs encore, une rue étroite et sinueuse renferme ces malheureux garnis, ou dix ouvriers robustes, couchent à deux ou trois dans trois lits placés les uns auprès des autres, et touchant à des murs

humides. On voit même des couchettes placées les unes au-dessus des autres pour économiser l'espace, et la chambre être non-seulement encombrée suivant sa largeur; mais encore suivant sa hauteur.

128. Et ne pensez pas seulement que ce soient les pauvres qui s'inquiétent peu de leur habitation; trop souvent il en est ainsi des gens qui ont de la fortune, et la chambre à coucher, l'alcôve encaissée d'un ménage, le cabinet du savant, et surtout le réduit où couchent les enfans, ont des dimensions très exiguës et ne peuvent être facilement ventilés.

Quelles sont les influences que de telles dispositions des lieux peuvent avoir sur la santé?

129. Que si vous consultez l'histoire, vous verrez les pestes être communes dans les villes de l'antiquité; or, les débris de Pompeï nous ont fait voir que si les monumens publics des Romains étaient aussi vastes qu'admirables, les demeures particulières avaient souvent une étroitesse remarquable. Que si vous faites quelques recherches sur ce moyen-âge, si barbare et si malheureux, quoiqu'en disent ses fanatiques admirateurs, vous y trouverez que les villes étaient formées par des rues étroites et tortueuses, bordées de maisons où les habitans avaient à peine assez d'air pour respirer. Aussi, chaque année était une année d'épidémie, et la mort étendait tellement ses ravages sur ces tristes populations, qu'il fallait des siècles pour donner à Paris quelques milliers d'habitans de plus. (Histoire de Paris, par Dulaure). Lorsque les demeures devinrent plus vastes, la population s'y accrut rapidement. Dans nos villes, en 1837, ce qui reste du moyen-âge, ces rues petites, tortueuses, ces cabinets étroits, ces chambres meurtrières sont encore les foyers de toutes nos épidémies, sont la source du malheur et de la souffrance, et augmentent assez le nombre des malades pour de-

voir être largement comptées parmi les causes des dépenses ruineuses que les administrations des hôpitaux ont à supporter.

130. On avait rangé depuis long-temps l'habitation en chambrées parmi les causes des fièvres putrides. MM. Petit et Serres ont insisté avec raison sur cet important document. Voici le relevé de leurs quarante-deux observations :

Vingt malades exerçaient des professions dans lesquelles l'habitation en chambrée est à peu près constante, telles que celles de manœuvre, maçon, ramoneur, etc, Quinze autres étaient des domestiques ou de pauvres ouvriers dont l'habitation est en général mauvaise. Chez sept autres, on n'y fait aucune mention de la profession ou de l'habitation.

131. Dans huit observations, consignées dans le Traité des fièvres essentielles de M. Bouillaud, on trouve trois ouvriers dont l'état comporte le plus souvent l'habitation en chambrée : un autre était uu relieur. Les professions des autres malades ne sont pas indiquées.

132. Dans les trente-sept observations du premier volume de M. Andral, relatives aux fièvres essentielles, on compte onze malades dont les professions supposent en général l'habitation en chambrée. Neuf dont, ni les professions, *ni l'habitation* ne sont indiquées. Les dix-sept autres sont pour la plupart des domestiques, des ouvriers pauvres qui doivent être plus ou moins mal logés.

133. Dans cinquante-huit observations citées dans le Traité de M. Louis, on trouve vingt malades exerçant les professions de maçon, manœuvre, serrurier, journalier, commissionnaire; en un mot, celles dans lesquelles presque tous les ouvriers habitent des chambrées ; la plupart des autres avaient un état qui suppose presque nécessairement, soit une habitation étroite ou mal aérée, tels que les limonadiers, des cordonniers, des domestiques, etc.; soit encore

l'habitation pendant la durée du jour, dans les lieux où l'on ne renouvelle pas l'air altéré par la respiration d'un grand nombre d'hommes réunis, tels que les tailleurs, un imprimeur, un filateur de coton, etc. ; dans les douze autres cas, les professions ne sont pas indiquées.

134. Dans quarante-quatre observations, consignées dans le Traité de M. Chomel, on trouve seize cas dans lesquels l'habitation en chambrée doit avoir été la conséquence de la maladie; et, à par un architecte, un professeur et un bijoutier, qui pouvaient tous les trois être fort mal logés, l'habitation des autres doit avoir été fort petite ou fort mal aérée, tels sont des domestiques, des filles de boutique, des tonnelliers, etc.

135. Ce n'est que dans un très petit nombre de ces observations qu'on a insisté sur les conditions d'habitation des sujets qui les ont fournies. J'ai cherché à remplir cette lacune dans la statistique, et toutes les fois que, depuis plusieurs années, il est entré dans mon service quelques malades atteints d'entérite typhohémique, j'ai pris des renseignemens très minutieux et très exacts sur la demeure ou le genre de vie des malades. Quelquefois même des élèves zélés se sont transportés au domicile de ces malades pour mieux éclairer la question : or, voici ce que nous avons trouvé :

136. Dans le relevé de trente-huit obervations, consignées dans ma Clinique médicale, page 178, vingt-un malades habitaient en chambrée, c'est-à-dire qu'ils avaient couché en plus ou moins grand nombre, et pendant un temps plus ou moins long, dans des pièces de petite dimension, le plus souvent mal éclairées, n'ayant ordinairement qu'une seule fenêtre qui s'ouvrait rarement. Six avaient pour demeures des chambres étroites, ou des cabinets où ils couchaient à deux ; huit étaient isolés dans des cabinets très étroits non aérés, formant des arrières boutiques ou placés sous les toits ; deux habitaient des chambres plus vastes,

mais encore il y avait deux personnes dans chacune d'elles; un de ces malades, enfin, était si mal qu'on ne put savoir quel était son genre d'habitation.

137. Sur soixante-quatre observations de fièvre grave, recueillies depuis dans mon service, il y avait vingt-trois personnes qui couchaient plus de deux, dans des chambres assez étroites. Voici quel était le nombre des habitants de ces chambres : dix-sept dans l'une, quinze dans une autre, douze dans une troisième, dix dans deux autres, huit dans un cas, six dans cinq autres, cinq dans trois autres, quatre dans cinq observatious, et trois seulement dans les trois restans.

138. Neuf couchaient à deux dans des chambres fort resserrées ou dans de petits cabinets; vingt-quatre autres habitaient des chambres très étroites, dont les fenêtres étaient très petites ou qu'ils n'ouvraient jamais ; le plus souvent à peine y avait-il de la place pour poser une chaise près du lit; le plus souvent aussi le plafond était bas ; quelques uns habitaient des cabinets si petits que le matin ils étaient incommodés par le manque d'air. Un autre malade, étudiant en médecine, passablement logé, passait toute la journée dans un cabinet de lecture, ou dans les amphithéâtres. Un dernier malade, enfin contracta une fièvre grave à l'hôpital.

139. Dans les six autres cas, l'état des malades était si grave ou les renseignements si incomplets qu'on n'osa pas porter un jugement sur l'habitation, mais la plupart étaient des individus très pauvres, et partant très mal logés.

140. Dans vingt cas vus en ville, sur des étudiants en médecine, en droit, sur des commis marchands, vingt fois l'habitation a été mauvaise ; tantôt il s'agissait de chambres assez étroites où le coucher avait eu lieu à deux; tantôt d'un cabinet tellement rétréci que l'odeur, en y entrant le matin, était infecte; tantôt d'alcôves fermées par des rideaux, etc.; aucun cas ne fit exception, et partout l'habitation avait été

des plus insalubres ; souvent encore les malades avaient respiré, pendant le jour, l'air des amphithéâtres ou des grandes réunions d'hommes.

141. Il résulte manifestement des recherches précédentes que sur cent vingt-deux cas de fièvres graves, dont j'ai recueilli les observations depuis quelques années, il est arrivé cent-quinze fois que les malades avaient habité dans des logements étroits, petits ou encombrés ; dans un cas exceptionnel le malade avait passé toute la journée dans de grandes réunions d'hommes, et l'on ne put recueillir sur les six autres malades les renseignements nécessaires pour asseoir l'opinion de l'observateur sur le logement.

Les résultats des observations des auteurs précédemment cités, bien que n'étant pas appuyés par des recherches aussi spéciales sur ce sujet, conduisent cependant à des données du même genre.

Que si nous reprenons actuellement l'action des autres causes de fièvres graves admises par les auteurs, voici ce que nous trouverons :

142. Sur les quarante-deux observations de MM. Petit et Serres, six fois des causes très diverses ont pu agir sur le tube digestif : ce sont : deux fois des excès de boisson, une fois une mauvaise nourriture ; deux fois des purgatifs ou des émétiques ; une fois un coup sur le ventre. Les autres causes ne peuvent guère être accusées d'avoir agi sur le tube intestinal, ce sont : la marche, des travaux pénibles ; une chute, la gale, etc., et toutes ces causes ne se sont rencontrées qu'une seule fois. Dans vingt-sept cas on n'a fait aucune mention des causes.

143. Sur les huit observations consignées dans le Traité de M. Bouillaud, on trouve qu'une fois des chagrins ont précédé le développement de la maladie, et que dans sept cas la cause n'a pas été déterminée.

144. Dans les trente-sept observations de M. Andral, quatre fois les causes pouvaient avoir agi sur le tube digestif

(excès de table une fois, mauvaise nourriture deux fois, traitement anti-vénérien une fois); trois fois la fatigue a été mentionnée, et dans quatre cas on trouve pour uniques causes les excès de femmes, de travaux, les chagrins, et des dérangements dans les règles. Chez les vingt-six autres malades, on n'a pas noté les causes de l'entérite typhohémique. M. Louis a encore moins insisté sur les circonstances qui ont pu produire la maladie; car cinquante-une fois les causes autres que la profession ou l'arrivée à Paris, ne sont pas mentionnées; et dans les sept autres cas on trouve que seulement une fois la nourriture a été mauvaise; que trois fois il y a eu de la fatigue, deux fois des chagrins, et une fois des excès de travaux. Il n'y aurait donc eu ici qu'un cas où les causes auraient directement agi sur le tube digestif.

145. Sur les quarante-quatre observations de M. Chomel, trente-cinq fois on n'a pas non plus cité d'autres causes à la maladie que la profession, ou la nouvelle arrivée à Paris; deux fois les causes ont dû agir sur le tube digestif, ce sont les excès de vin et une mauvaise nourriture; il est difficile de supposer que l'appareil digestif ait été primitivement influencé par les alternatives de température (trois cas); les peines, la suppression des menstrues, les excès de fatigue ou l'abus du travail, qui ont été mentionnés comme causes dans les sept autres cas.

146. Malgré toute notre attention à rechercher et à mentionner les causes de la maladie, lorsqu'elles nous paraissent avoir même quelque probabilité, il nous est à peine arrivé dans la quinzième partie des cent vingt-deux cas signalés précédemment, de trouver des causes autres que l'habitation et le séjour récent à Paris, auxquelles il fut supposable que la maladie pût être rapportée. A peine dans cinq ou six cas pouvait-on trouver quelques excès dans les boissons, ou une mauvaise nourriture, qui pussent avoir agi sur le tube digestif.

On peut faire l'objection suivante aux faits qui viennent d'être avancés sur la rareté des causes qui paraissent avoir agi sur le tube digestif : les ouvriers récemment arrivés à Paris ont une mauvaise nourriture, font des excès de boisson, et telle est la cause principale de leur maladie. A cela il est facile de répondre : que la plupart d'entre eux se nourrissaient plus mal encore chez eux qu'à Paris ; que les maçons limousins, si souvent frappés par l'entérite typhohémique, sont surtout dans ce cas ; que ces ouvriers commettent rarement des excès, et que le nombre d'entre eux atteints de fièvre grave est très considérable ; que des jeunes gens récemment arrivés à Paris, qui vivent bien, ne font pas d'excès et sont mal logés, sont souvent, comme je l'ai vu, atteints de la maladie.

147. Il semble résulter jusqu'à l'évidence, des considérations précédentes, que la cause principale de l'entérite typhohémique est l'encombrement ou l'habitation d'un seul homme dans un espace très étroit.

148. Ajoutons à ces données que dans les épidémies d'entérite typhohémique observées dans les petites localités de la Touraine, l'habitation des paysans devait être très insalubre ; car les lits, dans l'ouest de la France, sont en général entourés de rideaux épais, qui, fermés la nuit, réduisent à des dimensions très petites l'espace occupé par les malades.

149. Quelques objections se présentent sur l'influence que nous paraît avoir l'encombrement d'un ou de plusieurs hommes, sur le développement de l'entérite typhohémique. Il ne faut pas les laisser passer sans y répondre.

1° D'abord on peut dire que les ouvriers qui n'ont pas cette maladie couchent aussi en chambrée ou dans de petits appartements. A cela il est facile de répondre que sur le relevé des hémo-artrites, des hémopneumonites que nous avons observées, les habitations dont il s'agit n'ont pas été trouvées dans le tiers des cas ; et

que presque toujours il y avait alors des causes très posi-
tives des maladies dont il s'agit : telles que le passage du
chaud au froid, des excès de vin, la marche forcée, etc.,
que plusieurs qui atteints d'affections aiguës des poumons,
de la plèvre ou des articulatious, et qui avaient été mal
logés, contractèrent plus tard l'entérite typhohémique,
etc.. Cette objection est donc de nulle valeur, et conduit, au
contraire, à confirmer davantage l'opinion que nous sou-
tenons

2° On peut ajouter que dans mes observations on a plus
insisté sur cette cause que sur les autres ; or ceux qui suivent notre clinique savent que nous ne faisons pas dire aux
malades ce que nous voulons qu'ils disent ; et que nous
cherchons par toutes les précautions possibles à nous préserver de l'erreur.

3° On peut dire ensuite que des désordres graves ne tar-
dent point à se manifester vers le tube digestif, et qu'il est
incroyable qu'une cause putride agissant sur le sang, par
la respiration, vienne ensuite porter son action précisément
sur les intestins grêles. A cela, nous répondrons que c'est
par l'intestin que s'échappent surtout les gaz fétides res-
pirés dans les amphithéâtres ; et que d'après la plupart des
expériences sur l'action de matières putrides portées dans
le sang, le tube digestif présente des lésions d'organes et de
fonctions.

150. L'influence qu'exerce une habitation resserrée, proportionnément au nombre de ses habitans, sur le développement des fièvres graves, est un fait général que tous les
observateurs ont signalé. M. Double a établi la relation
entre cette cause et cet effet ; tous les rapports sur les épidémies de dothinentéries, de typhus s'accordent à reconnaître que l'agglomération des individus dans des bâtimens
trop étroits sont une des causes de cette maladie. «Lettsom
« osservò, che Sopra cinquanta individui, che ne infer
« mavano, ve n'avea per lo meno quarant'otto, che abi-

« tavano in case o vicoli angusti.... raro è chez nelle con-
« trade più ariose e più aperte di Londra, si manifestino delle
« febbri putride. » J. P. Franck, dont cette citation est ex-
traite, rappelle aussi combien les rues étroites et les habitations rétrécies, de Paris et de Londres, sont dangereuses sous le rapport des fièvres graves qu'on ne rencontre
guère dans les rues larges et aérées de cette dernière ville.
Les navires mal tenus, et où les habitations sont trop petites pour le nombre des passagers ou des matelots, sont des
sources d'épidémies terribles de typhus. Il faut lire, sous
ce rapport, dans l'ouvrage de Rouppe ou dans M. Forget,
la description animée d'un faux-pont de bâtiment encombré, la rapprocher de l'épidémie qui a été observée à
Toulon, dans le bagne flottant, par M. Fleury, et dont la
relation a été envoyée à l'Académie ; se rappeler qu'on a
été obligé de couler la frégate la Melpomène, pour remédier à l'infection qui s'y était établie, et alors on appré-
ciera à quels dangers sont exposés ceux qui habitent en
grand nombre dans des lieux resserrés.

151. Il résulte d'un travail sur le choléra, que des faits très
nombreux observés en ville, ou dans les bureaux de secours,
que ceux recueillis à la Salpétrière sur une population de
3,289 indigentes et de 1200 aliénées, ont prouvé jusqu'à
l'évidence, que les malades gravement atteints habitaient
les dortoirs les plus encombrés, et particulièrement les lits
situés dans les lieux les plus mal aérés, et placés dans les
coins des salles ; 2° que chaque fois qu'on pratiquait la renovation de l'air, tantôt dans une partie isolée du service, tantôt dans sa totalité, le lendemain aucun nouveau
malade n'était frappé de choléra grave ; 3° que cette
épreuve fut renouvelée dans quatre parties de l'établissement, à des périodes diverses de l'épidémie, et eut partout les mêmes résultats; 4° que l'invasion de l'épidémie eut
lieu le même jour aux indigentes et aux aliénées ; 5° que

tant qu'on ne ventila pas, la mortalité fut comparativement égale des deux côtés, en proportion de la population; 6° qu'à dater du jour où du côté des indigentes, au nombre de 3,289, on renouvela l'air pendant la nuit, l'épidémie sembla s'arrêter; 7° qu'au contraire elle s'accrut énormement chez les aliénées, côté où il fut impossible de prendre les mêmes précautions; 8° que l'épidémie reparut aux indigentes lorsque la ventilation nocturne fut moins exactement pratiquée; mais qu'elle fut toujours beaucoup moins intense chez elles que chez les aliénées; 9° que l'épidémie arriva à son plus haut point de mortalité le même jour; mais que du côté ventilé, bien qu'incomplètement, il y eut seulement 7 morts sur 3,289, tandis que chez les aliénées non ventilées, il y eut 16 décès sur 1200 femmes; 10° que l'épidémie décrut le même jour des deux côtés; mais avec des différences proportionnelles; 11° que la mortalité fut très grande aux loges, c'est-à-dire dans des cellules où les aliénées étaient isolées, mais dont l'habitation était très petite; 12° qu'en ville les alcoves, les logemens très étroits, ceux où l'air n'était pas renouvelé étaient précisément ceux où l'on observait les cholériques graves, et qu'il y avait une relation presque constante entre la gravité des symptômes et l'exiguité des habitations.

152. Depuis ce travail presque tous les rélevés statistiques ont confirmé la même loi. Le quartier de la Grève a été décimé, et s'il y a eu des exceptions pour des quartiers dont les rues sont larges, presque toujours, comme l'a fait remarquer M. Dubois d'Amiens, elles ont frappé des personnes habitant dans d'étroits espaces. A Alger, la même remarque a été faite, ainsi que dans la plupart des lieux où a sévi le choléra.

153. Remarquez du reste, que le travail qui vient d'être mentionné n'a pas établi que le choléra fût le moins du monde le résultat d'une mauvaise habitation; mais que seulement il a prouvé qu'une habitation étroite, resserrée, non aérée,

ou encombrée, était en général ce qui donnait à l'épidémie son caractère grave, typhohémique et mortel.

154. Depuis le mémoire publié sur le sujet précédent, presqu'immédiatement après la cessation de l'épidémie, (travail qui sera ajouté à celui-ci comme pièces justificatives,
et dont plusieurs passages viennent d'être extraits litté-
ralement), un rapport a été fait en 1834, par la commission sanitaire, nommée pour le choléra ; ce rapport a
consacré des faits complétement en harmonie avec les
précédens, seulement on a complétement passé sous silence, ceux dont il vient d'être fait mention.

155. Des 48 quartiers de la capitale, 28 placés au centre ne
comprennent pas un *cinquième* de son territoire, et renferment *la moitié* de sa population. Dans 25 de ces quartiers,
120 rues contiennent 146,430 habitans. Dans ces quartiers il en est un, celui des Arcis, où chaque individu ne dis-
pose que de 7 mètres carrés. Ce sont ces rues qui ont fourni
45 décès sur 1000, ce qui est le double de la moyenne.
Ce sont leurs habitans (146,430), qui entrent pour le tiers
de la mortalité cholérique. (Rapport sur le choléra.)

156. Il est bien vrai que dans les communes rurales du
département de la Seine, on vit que plusieurs d'entr'elles,
ouvertes à tous les vents, avaient été frappées par l'épidémie de préférence à d'autres, qui étaient moins bien
ventilées ; mais cela ne dit rien relativement à l'influence
du peu de dimension des logemens ; car dans les communes
comme ailleurs, les pauvres sont logés à l'étroit, et c'est
sur eux que le choléra a principalement sévi : il est mort
à la campagne comme à la ville un cinquième de femmes
de plus que les hommes, et les femmes restent plus sédentaires, et sont moins que les hommes exposées à la ventilation. A la caserne Montaigu, où les vétérans étaient
encombrés, et les croisées étroites, il y eut 18 malades sur
135 habitans, tandis que pour le même nombre la caserne

du Luxembourg n'en compta qu'un seul. A la caserne des pompiers de la rue du Vieux-Colombier, où les conditions d'aération étaient mauvaises, 17 furent atteints et 11 périrent; on s'empressa de séparer les deux compagnies qui s'y trouvaient, et l'intensité du fléau disparut avec l'encombrement. Lorsque la maladie parut à Breslau, ville de 90,000 âmes, on se hâta de distribuer du vin, des habits et surtout de diviser les familles nombreuses, et à l'aide de ces précautions on parvint à éteindre la maladie, ou au moins à diminuer beaucoup ses ravages. Sur les 954 garnis où logeaient les ouvriers par chambrée, plus de la moitié ont été atteints du choléra. M. Villermé ayant ramené à 100 tous les établissemens garnis, divisés par différentes classes, trouva qu'il y avait eu des cholériques : dans 4 de ceux habités par des personnes riches ; dans 8 à 9 des hôtels où se trouvaient des gens d'une fortune moindre ; dans 19 occupés par des marchands, des rentiers, des employés, des étudians, des commis, des artisans, etc.; dans 52 garnis où logeaient de pauvres ouvriers; dans 60 de ceux occupés par la lie du peuple. La moyenne des personnes atteintes du choléra dans les établissemens garnis des septième, neuvième et douzième arrondissemens, occupés en grande partie par des gens pauvres, a été de 1 sur 9, et la mortalité de 1 sur 19; tandis que dans les premiers, deuxième et troisième arrondissemens, occupés en général par des gens plus ou moins riches, on n'a pas compté plus d'un malade sur 31, et plus de 1 mort sur 97. En opposant deux quartiers bien différens, on trouve pour celui de la Cité 30 fois plus de malades, et 21 à 22 fois plus de morts, proportion gardée avec le nombre des habitans que pour le quartier des Tuileries. Il est bien vrai que M. Villermé attribue à la misère, aux mauvaises mœurs, etc., les différences observées sous le rapport de l'invasion et du danger du choléra dans les divers hôtels garnis ; mais on ne peut se dissimuler que les mœurs ne soient à peu près les mêmes, et les commodités de la vie peu différentes entre les habitans des hôtels garnis des deux ou trois premières classes; et cependant le nombre des cholériques, et leur mortalité proportionnée, a été très différente; reste donc l'habitation qui n'a pas été la même des deux côtés, qui a été la cause principale des différences observées.

157. Plusieurs autres affections aiguës, surtout épidémiques, peuvent revêtir, chez ceux qui habitent dans un lieu rétréci ou encombré, un caractère et une énergie funestes. La dysenterie épidémique se déclare parmi les grands rassemblemens d'hommes, et ce ne fut point l'usage des raisins qui décima l'armée prussienne en Champagne, mais bien l'état typhoïque qui vint imprimer son funeste caractère à la légère colite que l'usage de ce fruit produisait. A la retraite de Moscou, l'armée française, atteinte d'une diarrhée de peu d'importance, s'entassa, et, malgré la bonté des alimens, une dysenterie meurtrière se déclara ( Andral, leçons orales). Il en arriva ainsi à la suite de la bataille de Dettingue, en 1743. La peste d'Orient qui suit les caravanes et sévit dans les grandes villes, frappe avec énergie nos soldats encombrés à Jaffa, à Alexandrie, ainsi que les musulmans qui habitent des lieux petits et mal aérés. Un conseil de salubrité est convoqué à Moscou le 18 mars 1791, et déclare que l'encombrement est très favorable au développement de la peste. Lors de l'épidémie de Marseille, on plaça dans un vieil édifice un grand nombre de malades, la mortalité devint effrayante; le toit s'écroula, l'air y pénétra largement, et le nombre des morts diminua d'une manière remarquable. La fièvre jaune frappa à Barcelone des milliers d'individus; ceux qui campèrent sous la tente évitèrent fréquemment la maladie. La péritonite puerpérale attaque à la Maternité d'autant plus de femmes qu'elles sont réunies en plus grand nombre; le mal diminue ou cesse en raison directe des proportions numériques en rapport avec les dimensions du local. Le typhus

traumatique se déclare à l'Hôtel-Dieu lorsque les blessés sont encombrés, etc. La grippe elle-même, la pneumohémie hypostatique, l'ophtalmie viennent-elles à se déclarer? elles prennent par suite de l'entassement des hommes, ou de l'habitation dans des lieux trop renfermés, une forme dangereuse et souvent funeste.

158. M. Baudelocque a publié récemment des recherches fort intéressantes sur l'influence que le défaut de capacité des logemens et l'absence d'aération exercent sur le développement de la maladie scrophuleuse. Voici quelques-uns des faits qu'il cite : M. Richerand a observé que les scrophuleux reçus à l'hôpital Saint-Louis sortent presque toujours des quartiers de Paris où les ouvriers sont entassés, et qu'à Troye le même fait existe. Le bourg de Saint-Andréal offre des faits analogues. Oresmeaux, village près d'Amiens, très mal bâti, présentait des habitations de tisserands, très étroites et très humides. Un incendie le détruit, on le reconstruit ; les scrophules, auparavant fréquentes, deviennent rares, et ne se rencontrent plus que dans des lieux étroits et mal aérés. Ce qui occasionne à Spettafield le développement des écrouelles, c'est la disposition des maisons, toutes très élevées, ayant jusqu'à huit étages, et divisées en une multitnde de petites cellules. Dans les pays de fabriques, les scrophules sont très fréquentes, parce que les ouvriers sont encombrés. M. Villermé a récemment établi que dans les filatures il se trouve d'ordinaire assez d'air pour qu'il n'en résulte pas d'accidens ; mais il dit ailleurs, avec raison, d'après M. Richman, que l'habitation près des fabriques est en général fort mauvaise, et que c'est à cette cause que la grande mortalité des ouvriers peut être en partie attribuée. Un ménage de personnes non scrophuleuses a un enfant qui n'est pas atteint d'écrouelles ; la maison brûle ; on se loge à l'étroit dans un lieu humide et obscur ; trois enfans naissent, l'un meurt et les deux autres sont scrophuleux.

159. M. Baudelocque a réuni encore plusieurs faits aux précédens, mais il serait impossible de les présenter ici. Il se croit fondé à admettre que le développement des écrouelles est constamment précédé par le séjour plus ou moins continuel, plus ou moins prolongé dans un air qui n'est pas suffisamment renouvelé. Cette cause est, dit-il, la seule que l'on rencontre toujours soit isolée, soit unie à des circonstances dont l'action est très secondaire. Le danger de l'habitation dans un lieu étroit et mal aéré est d'autant plus grand, suivant le même auteur, que la vie de ceux qui s'y trouvent est plus sédentaire, et exige qu'ils s'exposent moins à l'air du dehors. Il cite un enfant devenu scrophuleux : l'habitation était bonne, mais il avait contracté la mauvaise habitude de dormir en plaçant sa tête sous des couvertures; M. Baudelocque attribue à cette cause le développement du mal. Jusqu'à présent, ajoute ce médecin, on n'a pas songé à s'enquérir de l'étendue de la chambre à coucher, de sa disposition, du soin que l'on prend de l'aérer, du temps que l'on y séjourne. Si quelques travaux modernes étaient tombés entre les mains de M. Baudelocque, il y a lieu de croire qu'il n'aurait pas rapporté à Kortum seul d'avoir songé à cette grave cause de maladie. Voici, du reste, la citation qu'il donne de Kortum : *Maximè nocet, somnus nimius, si in lecto sordido, madido, vel in cubiculo quod vitiatus aer replet, capitur.* Il est évident qu'on a depuis quelques années agité cette question d'une manière bien autrement sérieuse que Kortum. La pellagre paraît encore se développer principalement sur ceux dont l'habitation est insalubre. Il paraît même que l'épidémie d'acrodynie, observée il y a quelques années à Paris, sévit principalement sur ceux dont l'habitation était mauvaise. Le scorbut des gens de mer paraît, dans bien des circonstances, avoir été en rapport avec le peu de soin que l'on avait de l'aération, et de l'encombrement fréquent de l'équipage.

160. Mais remarquez que les inconvéniens d'un espace trop
petit et mal aéré peuvent être tels que l'asphyxie par défaut d'air en soit la suite rapide. Guillaume White raconte
qu'en 1756 , au mois de juin , 146 anglais jouissant d'une
parfaite santé , furent enfermés dans une même prison, à
Calcutta, à 7 heures du soir, par les ordres du vice-roi du
Bengale ; la place avait 18 pieds de longeur sur 18 de largeur , et il n'y avait qu'une fenêtre grillée à l'ouest. Il n'en
sortit vivans, 11 heures après, que 23 qui eurent , dit-on ,
une fièvre grave. Il en arriva à peu près autant à 300 pri-
sonniers lors de la campagne d'Austerlitz ; c'est le fait de
ces animaux placés sous des cloches par M. Londe, par d'autres physiologistes, et qui moururent faute d'air.

1 61. Lorsqu'une habitation trop étroite et mal aërée est
continuée et que la mort ou des fièvres graves n'en résultent
pas , les poumons peuvent en ressentir une influencé fâcheuse, et la phthisie peut en être la conséquence. Laënnec
attribuait à des affections morales, la mort de religieuses qui
succombaient à la pulmonie dans leur communauté, à moins
qu'on ne les envoyât à la campagne ; il y a bien plutôt lieu
de croire que la mauvaise habitation et le défaut d'espace
exerçaient sur elles une telle influence. La tourrière qui sortait fréquemment dans le jardin , ne fut pas en effet atteinte par la maladie ; les singes du jardin des plantes pourraient bien devenir phthisiques plutôt par suite du non
renouvellement d'air que par le défaut de chaleur. Un écu-
reuil du Canada avait sa liberté dans une chambre et se
portait bien ; on l'enferma , trois mois après il était mort
avec des tubercules dans les poumons ; les vaches renfermées dans les écuries sont presque toutes atteintes de la pom-
melière qui n'affecte pas celles qui vont paître dans le champs
(Dupuy). Les professions sédentaires d'après les recherches
de M. Lombard sont des causes fréquentes de phthisie : sur
soixante et dix-neuf professions exercées dans de vastes

boratoires, il s'en est trouvé 27 qui ont donné une mor-
lité au-dessus de la moyenne fournie par d'autres états
t 52 au-dessous. Le contraire est observé pour les pro-
essions exercées dans des locaux étroits et bien fermés ;
elles-ci sont en majorité. C'est-à-dire que sur 67 de ces pro-
cessions dernières, il y en a eu 35 au-dessus de la moyenne
t 32 au-dessous. Aussi M. Lombard admet-il que l'air vicié
st la cause du grand nombre de phthisiques que l'on ob-
erve dans certains états, tandis qu'un air pur et cons-
amment renouvelé est un excellent préservatif. Le fait
uivant, pris parmi un assez bon nombre d'autres, mérite
e trouver place ici. Un changeur, de la galerie Véro, est
ris de tous les symptômes de la phthisie, hors les signes
hysiques de celle-ci. Il couche avec son épouse dans un
space de 6 pieds cubes. La maladie dure depuis plusieurs
emaines ; il est transporté après les instances réitérées de
on médecin dans une vaste chambre située rue Saint-Louis
u Marais : les accidens se dissipent en huit jours; retour
u logis insalubre, rechute ; nouvelle guérison qui suit un
ouveau séjour rue Saint-Louis. Troisième rechute pour
a même cause ; habitation nouvelle et plus salubre ; guéri-
on définitive. M. d'Arcet, moins heureux, vit périr de
hthisie, sous l'influence d'une semblable cause, une per-
onne qui lui était chère.

162. Quelle que soit l'affection produite ou aggravée par
'habitation dans un lieu étroit, toujours est-il que celle-ci
st véritablement pernicieuse et que les quartiers les plus
nal bâtis sont ceux où la mortalité est incomparablement la
lus grande ; il est inutile de revenir ici sur les faits qui
oncernent les diverces parties de Paris ; bornons-nous à
ire que les enfans éprouvent une influence pernicieuse
'un semblable domicile, plus encore peut-être que les
dultes et surtout que les vieillards. Aussi, les enfans de-
uis la naissance jusqu'à l'âge d'un an ont-ils plus fourni
e morts dans un temps donné, pour la rue Mouffetard, que

les enfans depuis la naissance jusqu'à 10 ans dans le quartier du Roule (Villermé). Aussi, quand on voit des nourri-
ces ou des mères placer leur enfant dans des cabinets resserrés, et les entourer de rideaux bien fermés, on ne peut
que déplorer, avec M. Baudelocque, un aussi funeste aveu-
glement, et l'entêtement encore plus funeste qui leur fait
résister aux avis que l'on donne pour faire cesser une semblable manière d'agir.

163. Qu'on n'aille point arguer ici de quelques faits excep-
tionnels pour infirmer les conséquences déduites d'un si
grand nombre d'observations; sans doute on peut s'habi-
tuer jusqu'à un certain point à l'habitation dans un lieu
étroit et insalubre; mais ce n'est pas sans péril qu'on y parvient. On sait combien d'hommes succombent parmi ceux
qui cherchent à s'acclimater en se rendant d'un climat dans
un autre; et la chambre insalubre où l'on vient habiter peut
être considérée comme un pays nouveau où l'on vient demeurer. Le premier séjour dans de tels lieux coûte souvent la vie, et l'on sait que l'arrivée à Paris d'un grand
nombre de jeunes gens est la cause de leur mort; point de
doutes que parmi les causes de cette mortalité il ne faille
compter l'habitation resserrée; cette circonstance peut
concurremment sans doute avec plusieurs autres, être pour
quelque chose dans la diarrhée des nouveaux arrivans dans
la capitale.

164. Ainsi l'on peut établir : que l'habitation dans
un lieu mal aéré, trop étroit pour les besoins d'un seul
homme, est aussi dangereux pour lui, que l'est, pour plusieurs
hommes, un local qui ne serait pas en rapport avec les néces-
sités et le nombre de ces hommes; que dans de tels lieux des
accidens peuvent se produire, et des fièvres y naître;
que les épidémies sont susceptibles d'y prendre un ca-
chet plus grave, et que le défaut d'air dans un lieu très-
étroit et non aéré peut produire la mort. On peut établir
encore que la même cause agissant faiblement, lentement

et avec continuité pendant longtemps, pourra déterminer des accidens moins prononcés, chroniques, persistans, et de durée, tels que les scrophules et la phthisie.

Maintenant comment se rendre raison des faits précédens ? Comment y rémédier ?

2° *Théories sur la manière dont les habitations étroites ou encombrées influent sur la santé.*

165. La théorie importe peu quand elle ne conduit pas au remède du mal. Ici elle n'est pas sans utilité. D'abord elle repose tout entière sur celle de la respiration, sur la découverte de Priestley entrevue par Mayow, sur les faits de Goodwin, Bichat, etc. Il faut de l'oxigène pour vivre; l'acide carbonique est dangereux. Or, la respiration, dégage l'un, exhale l'autre; en conséquence le séjour dans un air non renouvelé est mortel au bout d'un certain temps. Lequel ? C'est une question physiologique dont la solution varierait suivant trop de circonstances pour qu'on puisse s'engager dans cette discussion ; mais voici tout d'abord une difficulté qui s'élève : on a analysé de l'air dans les lieux les plus encombrés, dans les salles d'hôpital, de spectacles, etc. M. d'Arcet a répété avec une grande persévérance pendant plusieurs mois, des recherches pareilles ; M. Gay-Lussac en a fait de son côté, et il est arrivé que les premiers résultats de Lavoisier, qui avait cru trouver une diminution considérable dans l'oxigène de l'air et une augmentation dans l'acide carbonique n'étaient rien moins qu'exacts; c'est tout au plus suivant M. d'Arcet, si de l'air respiré dans une salle de spectacle, avait éprouvé une perte d'un demi-centième d'oxigène. M. Magendie analysant l'air de divers quartiers de Paris, dans le choléra, a encore trouvé les mêmes proportions. Déjà Seguin étudiant l'air respiré par un grand nombre de malades observées à la Salpètrière, avait reconnu qu'il contenait seulement en plus une proportion minime d'acide carbonique. L'air de la partie supérieure de la salle ne différait pas de celui de sa région

inférieure, résultat opposé à celui qu'obtint plus tard M
d'Arcet, au moins sous le rapport de l'humidité et de la cha
leur.

166. Il est certain que dans les lieux où beaucoup d'hommes sont réunis, que dans un espace étroit et bien
fermé, où un seul individu se trouve placé, la température
s'élève. D'un autre côté l'atmosphère est d'autant plus
avide d'eau, qu'il est plus échauffé; l'air à mesure qu'il
s'échauffe et se dilate, perd donc relativement à son volume
de l'humidité, et a besoin d'une certaine proportion d'eau
pour s'en saturer. L'homme souffre toutes les fois que l'air
ne contient pas assez d'eau; M. d'Arcet a fait sur ce sujet
des recherches fort importantes, et cela dans les salles de
spectacle, comme dans l'habitation privée. C'est là une
des causes qui gênent le plus la respiration, et qui peuvent
déterminer des accidens. Il a même calculé qu'un mètre
d'air saturé d'eau n'en contient guère que quatre grammes,
quoiqu'on lui en accorde théoriquement dix grammes; si
on chauffe des salles avec de l'air à 10°, il faut lui fournir
de la vapeur d'eau afin que les poumons ne soient pas
obligés de fournir l'eau nécessaire à sa saturation. Il faudra
donc ajouter par mètre cube d'air, environ la moitié de
l'eau qui lui manque pour qu'il soit salubre; mais à coup
sûr le défaut d'humidité de l'air ne peut expliquer les inconvéniens, qui résultent pour la santé, d'une habitation
étroite et encombrée; il faut donc qu'il y ait quelqu'autre
cause qui produise ici les accidens qu'on observe. Ce ne
serait point, à coup sûr, une légère diminution dans les
quantités d'oxigène de l'air, un peu plus d'acide carbonique, un peu plus, ou un peu moins d'eau ou de chaleur qui
pourraient déterminer des phénomènes typhiques. On peut
très-bien vivre en effet dans un air qui contient un pour
cent de moins de gaz oxigène, et des animaux existent encore dans une atmosphère qui en renferme beaucoup moins.
Il faut qu'il y ait dans les cas précédemment signalés, une

substance sur-ajoutée à l'air. Cette substance, *ce miasme,* quels sont-ils? Sont-ce les exhalaisons qui s'échappent de la peau? Est-ce la matière de la transpiration si putrescible, d'après Chaussier? Il y a tout lieu de croire qu'il en est ainsi; mais la chimie n'a pas encore trouvé cette substance pu-tride et les expériences de M. Boussingault sur les miasmes des marais où il a trouvé ce que Jurine et Guatoni avaient en vain cherché, ne sont qu'un faible commencement d'une large série de faits utiles à la pratique.

167. Ainsi, ce qu'il y a de plus dangereux dans l'air altéré des habitations étroites, nous ne le savons pas; la chimie ne nous l'a pas appris; mais nos sens plus délicats que la chimie, nous démontrent d'une manière évidente, la pré-sence de matières putrides délétères dans l'air où l'homme a longtemps séjourné. Entrez le matin dans la chambre peu spacieuse où l'on a passé la nuit, dans une salle d'hôpital, etc., et vous verrez combien sera infecte l'odeur qui viendra vous frapper! (1). Dans la chambre du changeur de la galerie Véro, ce fut cette odeur infecte qui con-duisit à découvrir la cause des symptômes qui menacèrent sa vie. Ce n'est pas là seule fois que l'organisation dé-couvre ce que l'analyse ne trouve pas; toutes ces diffé-rences tranchées entre les arômes des vins, certes, ne se rencontreraient pas par les procédés chimiques, et les con-ditions qui rendent un aliment digestible ou mal sain, s'apprécient mieux par l'expérieuce individuelle que par l'analyse qu'on en peut faire.

168. Jusqu'ici donc, nous raisonnons sur l'air putride des appartemens, d'après des résultats de sensations, des

___

(1) Si l'habitant de ces lieux ne s'apperçoit pas de la présence de ces émanations; c'est qu'il en est d'elles pour l'odorat comme de l'or-ganisation pour les substances putrides. On s'habitue aux odeurs in-fectes comme le corps finit par ne plus être affecté par les agens sep-tiques.

faits d'observations, et des théories fondées sur ces bases. Peut-être ferons nous mieux plus tard. Actuellement ce que nous savons, c'est que l'air peut être renouvelé avec avantage, et qu'il est certaines conditions physiques et chimiques qu'il présente auxquelles il est possible de remédier.

169. En définitive, le défaut de capacité et d'aération des habitations agit sur l'homme : en le privant de la quantité d'air nécessaire à sa respiration ; en étant probablement cause que cet air finit par contenir, en moins, une certaine quantité d'oxigène, et en plus, une certaine proportion d'acide carbonique ; en favorisant l'accumulation autour de l'homme, des matériaux de l'exhalation, des excrétions, et de la transpiration pulmonaire ; par suite en contribuant à réunir autour de lui des miasmes putrides ; en élevant la température, et sous ce rapport en desséchant parfois l'air. Il faut avouer cependant, que dans une atmosphère resserrée, la matière des exhalations a bientôt rendu à l'air l'humidité qui lui manquait.

*4° Des moyens à employer pour remédier aux inconvéniens résultant de l'habitation dans un lieu étroit et mal aéré.*

170. D'abord on se demande quelle est l'étendue de l'espace nécessaire à un homme pour y respirer facilement ? Une question, en apparence si simple, est en réalité extrêmement compliquée, et à peu près impossible à résoudre d'une manière absolue.

171. D'abord pour parvenir à cette solution, il faudrait savoir : quelle est la quantité d'air qui entre et sort du poumon, celle qui est altérée dans un temps donné ; le dégré bien positif de cette altération, et l'on est loin de posséder de telles connaissances. Elles sont si difficiles à acquérir, que des résultats applicables à un homme ne le seraient en rien à un autre. La taille, les dimensions du thorax, les quantités de sang, l'activité de la respiration et sa fréquence, la constitution, l'âge, le sexe, sont tout

autant de conditions qui font varier les quantités dont il s'agit:

172. Ensuite une foule de circonstances atmosphériques ou dépendantes de l'habitation elle-même, pourraient amener à des résultats très-variables : la température de l'air, (puisque comme l'avait vu Ingenhouz, et comme l'a constaté M. Edwards, on consume moins d'oxigène en été qu'en hiver); le dégré plus ou moins grand de la stagnation de l'air, son humidité, et jusqu'à ses variations barométriques, etc., pourraient modifier les résultats obtenus.

173. Il faudrait donc arriver à une moyenne laborieusement établie sur des faits souvent incomplètement vus, le plus souvent nullement applicables au cas particulier qui se présenterait, et il suffirait du moindre courant d'air, au-dessous d'une porte, pour que tout l'échafaudage de calcul fut entièrement écroulé. (1)

174. Ce n'est donc que des approximations éloignées et douteuses qu'on peut faire relativement à la question de préciser l'espace nécessaire à la respiration de l'homme. Suivant Lavoisier, Seguin, il faut cinq pieds cubes pour entretenir la respiration pendant une heure. On a dit qu'il fallait 16 mètres cubes d'air par 24 heures, et Rumford assure qu'un homme attaqué d'une fièvre violente en consomme bien davantage; on a porté à 783 litres la quantité d'acide carbonique formé dans les 24 heures. Tenon a cherché a préciser la dimension de l'espace qui pouvait convenir pour un seul homme. M. d'Arcet a bien mieux apprécié les difficultés de la question : si, disait-il, un homme était placé dans un tuyau ouvert par ses deux extrémités, et dans lequel l'air pénétrerait par une ouverture et sortirait par une autre, évidemment une très-petite quantité pourrait suffire, par ce qu'il serait renouvelé à mesure qu'il serait altéré et remplacé par de l'air

(1) Ceci est applicable au moyen indiqué, dans la physique de M. Péclet, pour connaître la quantité d'air altéré dans un temps donné.

pur. Que si au contraire, dans une pièce assez spacieuse, il n'y avait qu'un faible courant de gaz atmosphérique, l'air nouveau serait réuni avec de l'air altéré, et il en résulterait toujours un mélange dont le degré d'insalubrité serait proportionné, (indépendamment des autres circonstances), aux quantités de l'air qui aurait été déjà respiré par rapport à celles de l'air nouveau. Bien plus, la plus petite ouverture dans un appartement suffit pour mêler l'air du dehors avec celui du dedans. Prenez un ballon, remplissez-le d'air atmosphérique, procurez-vous en un autre, remplissez-le d'acide carbonique, établissez la communication entre eux, au moyen d'un tube semblable à celui d'un thermomètre, placez au-dessous le gaz acide carbonique plus lourd, et vous verrez le lendemain qu'il se sera fait un mélange des gaz; que de l'acide carbonique aura pénétré dans l'air, et de l'air dans l'acide carbonique (d'Arcet). A travers les pores si minces de la gousse du baguenaudier, l'air du dehors pénètre dans la cavité de celle-ci, et l'analyse du fluide qui s'y trouve, donne les mêmes proportions que celle de l'atmosphère (d'Arcet). Cependant il est impossible que les parois vertes de c e végétal, ne forment pas sans cesse de nouveaux gaz. Que ce soient là des phénomènes d'endosmose, ou qu'ils aient lieu par tout autre cause, toujours est-il que ces faits prouvent jusqu'à quel point les gaz ont de la tendance à se mélanger, et l'air du dehors d'un appartement à pénétrer dans l'intérieur.

175. Ainsi donc, la capacité relative d'une pièce ne peut pas être établie à *priori*, on peut dire qu'elle doit être considérable; que l'homme doit pouvoir disposer de plusieurs toises cubes d'air; que plus il est de haute taille, plus il est fort, jeune; plus il fait froid, plus l'homme consomme de vie, plus il a besoin que son appartement soit vaste. La hauteur de la chambre ne doit pas surtout être négligée. Malheureusement dans les maisons particulières, on calcule la hauteur des chambres plutôt sur

valeur qu'on veut donner aux locations que sur la salubrité ; pour de petits logements on ménage cette hauteur,
et plus la chambre est petite et moins on lui donne d'élévation entre les deux planchers. Il en résulte que les habitans ont toujours la tête dans la région où se portent les
gaz les plus légers et les plus insalubres ; « on ne devrait
donc jamais, dit le rédacteur du rapport dont ce passage
est extrait, faire des chambres habitables à moins d'une
hauteur de 3 mètres ou de 3 mètres 50 c., et cependant
on en fait qui n'ont pas deux mètres, quelquefois même
un homme ne peut pas s'y tenir debout. »

Sous le rapport de la pureté de l'air, plus une chambre
est spacieuse et plus elle convient ; plus la famille est nombreuse et plus l'habitation proprement dite doit avoir d'é-
tendue ; il faut autant que possible éviter ici les encoi-
gnures, les recoins, dans lesquels l'air circule avec peine.

Si l'habitation où il faut résider est trop petite, les
moyens d'assainissement sont simples. Ils consistent dans
la renovation de l'air par des courans, et ceux-ci peuvent
être obtenus de plusieurs manières :

176. D'abord par l'ouverture simple des croisées, il suffit
que celles-ci soient quelque tems largement ouvertes, même
d'un seul côté pour que l'air de la chambre se renouvelle.
C'est ce qui a été pratiqué chaque jour à plusieurs reprises dans les services d'hôpitaux ou j'ai été successive-
ment attaché. Il a semblé que cette pratique avait une
influence heureuse sur la marche des maladies, et qu'elle
prévenait même des complications typhiques. Quand des
fenêtres et des portes sont établies en sens opposé les unes
des autres dans une pièce, si on les ouvre, c'est-là un
excellent moyen pour renouveler très vîte la couche d'air.
Des vagistas, peuvent encore remplir, jusqu'à un certain
point la même indication. Le feu d'une cheminée, d'un
poêle qui tirent bien, fait un appel excellent, et qui fait
promptement pénétrer de l'air nouveau dans l'apparte-

ment. Celui-ci peut provenir du dessous des portes, de tuyaux en communication avec l'extérieur, etc.; nous reviendrons bientôt sur ce sujet dans la suite de ce travail.

177. Il est rare que dans l'habitation privée on ait besoin de moyens de ventilation plus compliqués, tels que ceux qui sont employés sur les navires. On lira avec utilité dans l'ouvrage de M. Forget, les divers procédés pour renouveler l'air des vaisseaux, et qui consistent : dans le manche à vent, les ventilateurs de Sutton, de Duhamel du Monceau, de Hales, de Desaguillier, dans l'appareil de Wuetig, ou dans les simples fourneaux d'appel. Percy considérait, comme un moyen de ventilation efficace, l'action d'agiter avec force et rapidité les portes d'un appartement; ce moyen agite l'air comme le fait un éventail, mais évidemment ne le renouvelle pas.

178. Ce n'est pas qu'on n'ait prétendu que, dans des temps humides, la ventilation n'ait de l'inconvénient; mais, comme le dit M. Forget, les expériences d'Edwards ont démontré que les mouvemens de l'air en corrigent l'humidité, et celles de Péron, que l'air intérieur des navires est plus saturé d'eau que celui du dehors.

179. Remarquez du reste, que l'utilité d'une grande dimension dans l'habitation, et que la nécessité du renouvellement de l'air devront être accommodés aux circonstances hygièniques dans lesquelles le sujet se trouvera placé; et que, par exemple, un homme jeune, robuste, un fébricitant auront besoin d'une chambre plus vaste et mieux aérée qu'un vieillard débile et bien portant; qu'un enfant, dont l'accroissement s'opère devra être proportionnément très largement logé; qu'un individu à large poitrine, mangeant beaucoup, buvant bien, prenant de l'exercice, aura besoin de beaucoup d'air; qu'il sera raisonnable d'en donner beaucoup aussi à ceux qui auront une constitution délicate, et cela dans l'intention de la fortifier. Enfin, dans tout ceci, l'organisation, les connaissances physiologiques

devront diriger dans l'emploi des moyens physiques, appliqués à assainir l'habitation de l'homme.

180. Quelque inconnue que soit, dans ses élémens chimiques, la substance mêlée à l'air d'une habitation étroite et encombrée, toujours est-il qu'il faut chercher à la détruire, et c'est dans ce sens que doivent agir les moyens chimiques employés. Comme elle provient de l'homme; elle doit être un composé semblable aux substances animales, et contenir par conséquent de l'oxigène, du carbone, de l'hydrogène et de l'azote; elle doit avoir de l'analogie avec les vapeurs qui s'exhalent des corps putrides et qu'on est parfois parvenu à recueillir.

181. De tous les moyens désinfectans, le meilleur à coup sûr est le renouvellement de l'air; la ventilation agit en enlevant la matière altérée; nous en avons assez parlé pour pouvoir être dispensé d'y revenir ici. Disons seulement que, dans ce cas, elle devra être très largement employée, et continuée tant que l'odorat, qui est ici un excellent indicateur, trouvera encore quelque odeur dans le lieu où elle existait en abondance.

182. On doit noter ici un fait important : C'est que dans les enfoncemens des appartemens, dans les coins où le courant d'air n'est pas direct ou se fait mal, les odeurs restent longtemps, ce qui prouve la stagnation et la nécessité d'une ventilation soutenue. J'ai souvent fait l'expérience suivante : Si par un vent, médiocre il est vrai, on ouvre largement la croisée d'un appartement, ou si l'on établit un courant d'air transversal et faible au milieu de celui-ci, des corps très légers, tels que des plumes qu'on laisse tomber dans une alcôve ou un cabinet de la pièce, tombent presque perpendiculairement; la flamme d'une bougie y est aussi à peine agitée. Ces faits démontrent combien il est utile de procéder à une ventilation énergique et de durée.

183. Les fumigations avec les substances odorantes, em-

ployées comme moyens de désinfection, n'ont guère d'utilité. On leur attribue une action excitante sur le système nerveux, mais rien n'est moins prouvé que leurs avantages sous ce rapport. Elles ont l'inconvénient de masquer les mauvaises odeurs, de les faire supporter plus facilement, et par conséquent de faire négliger l'emploi de moyens plus utiles.

184. Les fumigations avec l'acide acétique mises en usage, et très recommandées par Vicq d'Azir, celles de Guyton de Morveau, malgré la difficulté qu'il y a pour les gens étrangers à la chimie à les employer (1) ; les fumigations avec l'acide nitrique, et surtout le dégagement lent, et gradué du chlore par le chlorure de chaux liquide ou solide, que M. Forget recommande beaucoup pour les navires, auraient beaucoup plus d'avantage. Leur inconvénient, dans un local étroit et mal aéré, serait toujours de mélanger à l'air, des substances qui en altèrent la pureté, qui irritent plus ou moins le conduit bronchique, et qui, employées pendant un certain tems pourraient occasionner des accidens plus graves.

185. Terminons cette partie de notre travail par une appli-

______

(1) « On dégage le chlore en versant 5 parties d'acide sulfurique du commerce, affaibli avec 3 parties d'eau, sur un mélange de 3 parties d'hydrochlorate de soude et d'une partie et demie de peroxide de manganèse. (Mélange à parfumer.)

On procède aux fumigations en mettant dans une écuelle de terre, la quantité voulue de mélange à parfumer, qu'on délaie avec la quantité d'eau destinée à étendre l'acide sulfurique, et l'on verse à plusieurs reprises l'acide sur le manganèse ; il s'opère une effervescence avec fumée épaisse et verdâtre due au dégagement du chlore, que l'on favorise en agitant avec un bâtonnet. Pour faciliter le transport et prévenir les accidens, on place l'écuelle dans une gamelle, munie d'une anse et remplie de sable à moitié, qu'on promène dans les diverses parties du local, particulièrement dans les points les plus reculés. »

cation importante de l'hygiène privée à l'hygiène publique, puisqu'il est vrai que la demeure privée de l'artisan, que les garnis trop étroits doivent être rangés parmi les causes les plus graves des maladies dont il est atteint. Il serait du devoir de l'administration de s'occuper avec le plus grand zèle d'un objet de cette importance. Il faudrait surveiller les logeurs, exiger d'eux qu'ils ne mettent, dans un lieu, qu'une proportion déterminée de lits, et en rapport avec la capacité de ce lieu. Il faudrait que des visites fréquentes fussent faites chez eux, pour s'assurer de l'exécution de cette mesure. Si les ordonnances de police ne suffisaient pas, il faudrait les contraindre par des lois à ne pas compromettre ainsi la santé du peuple. Il faudrait que des avis charitables fussent souvent donnés aux pauvres sur l'inconvénient des petits logemens et sur la nécessité de l'aération. Il faudrait veiller à la construction de l'habitation des campagnes; exiger qu'elles eussent une certaine élévation, qu'on y pratiquât des jours en proportion de la capacité du lieu; que les murs mitoyens fussent percés pour donner, aux habitations voisines, de l'air et de la lumière.

186. Il faudrait enfin encourager même par des primes, les entrepreneurs à édifier, dans les villes, des maisons destinées aux ouvriers, maisons dans lesquelles ils pussent à des prix, en rapport avec leurs ressources, être logés sainement, et, comme le disent les Anglais, d'une manière confortable.

187. Notre époque est marquée par une heureuse tendance vers l'hygiène publique, et les mesures indiquées précédemment seraient à coup sûr au nombre des plus utiles que l'on puisse prendre. Puisse le développement du commerce, de l'industrie et de la fortune publiques, arracher la classe du peuple à la misère qui lui enlève sa santé et le prive d'une portion de sa vie! Le passé nous donne de

l'espoir pour l'avenir, et le malheur des hommes du 15e siècle comparé à l'aisance de la société moyenne de nos jours, est un gage presqu'assuré que les âges suivans feront descendre et s'étendre le bonheur.

188. Nous avons jusqu'à présent étudié les diverses parties qui circonscrivent l'habitation : nous avons recherché quelles étaient les influences que sa capacité peut avoir sur la santé de l'homme ; voyons maintenant quelles sont les autres parties de l'édifice dont l'étude hygiénique peut présenter de l'intérêt.

189. *La porte* de l'habitation proprement dite, doit en général être grande. Elle doit être autant que possible située en face de la croisée ou de la cheminée pour que le courant d'air, lorsqu'on veut ventiler, puisse facilement traverser l'appartement. Il faut, autant que possible, qu'elle soit bien jointe pour que les courans d'air partiels qui pénétreraient par son ouverture ne viennent point à frapper quelque partie du corps découverte. On a de beaucoup exagéré les inconvéniens des *vents coulis*. Une double porte est le meilleur moyen de les prévenir; mais elle a le très grand inconvénient de rendre l'aération plus difficile. Cet inconvénient cesse, si l'on fait parvenir de l'air extérieur par des vagistas, par des tuyaux d'appel, etc. Des bourrelets remplacent, mais souvent imparfaitement, l'office des doubles portes. Il faut éviter qu'il y ait une marche à monter ou à descendre quand on entre dans l'habitation. La porte ne doit pas être disposée de telle sorte que l'air qui s'en échappe vienne frapper l'homme qui peut reposer découvert dans son lit, ou travailler à une occupation qui fait couler sa sueur, ou qui le tienne assis, immobile et refroidi.

190. « La grandeur des *croisées*, leur situation, par rapport à la pièce qu'elles doivent éclairer, aux planchers haut et bas; la manière dont les chassis peuvent ouvrir, ne sont point sans influence sur la salubrité des habitations. »

191. « Lorsque les croisées sont trop petites ou placées de manière à ne pas donner du jour dans toutes les parties de la chambre, cette chambre est obscure. La lumière est aussi indispensable que l'air même, à la santé des hommes. »

192. Il est impossible de révoquer en doute l'influence que la lumière exerce sur les corps organisés. Tout ce qui a été dit à l'occasion de l'exposition des lieux, trouve ici son application. Les végétaux s'étiolent à l'ombre (Bonnet); ils sont d'autant plus verts dans les souterrains, qu'ils y reçoivent plus de lumière. Les animaux soustraits long-tems à l'action du soleil, tels que le renard, l'ours blanc, prennent un pelage blanc qui se colore dans les contrées chaudes. Ainsi que le remarque M. Baudelocque, la bouffissure, la mollesse, la flaccidité des chairs, l'affaiblissement, le ralentissement de la circulation, la diminution des forces musculaires sont les conséquences d'une vie passée dans un lieu obscur. Les mœurs sombres, tristes, perfides en quelque sorte, des animaux nocturnes, forment un contraste remarquable avec l'agilité, le courage de ceux qui sont soumis à l'influence solaire. Heidemann cité par Burdac, a cru voir que le sang se coagule plus vite à la lumière qu'à l'ombre; les paysans exposés à l'action des rayons lumineux brunissent, et en général, on remarque une coloration d'autant plus vive chez les hommes qu'ils habitent plus près de l'équateur.—Edwards a fait aussi des recherches importantes qui constatent, dans quelques cas, les utiles effets de la lumière solaire. C'est un fait connu que les jeunes filles qui restent dans un lieu obscur deviennent souvent chlorotiques. L'anémie des mineurs est produite en partie par des causes analogues. Suivant M. Baudelocque, l'obscurité n'a pas toujours une grande influence sur le développement des scrophules, et il cite à cet égard des observations de Saussure et de M. de Rambuteau sur les crétins qu'ils ont trouvés dans des lieux exposés au soleil; mais on ne peut se dissimuler, comme

nous l'avons déjà vu, que c'est dans des lieux obscurs qu'on trouve le plus de scrophuleux. Le séjour à la campagne agit non seulement sur l'homme par l'air qu'il respire, mais encore par la lumière qui le frappe, etc. Ainsi, l'habitation doit être éclairée autant que possible, et ce sont les croisées qui lui donnent cette lumière, qui semble être une des premières conditions pour l'homme de sa vigueur et de sa santé.

193. Dans les climats chauds, on peut se passer, à la rigueur, de corps diaphanes à travers lesquels pénètre la lumière du jour ; toutefois les alternatives de température, les orages, etc., rendent encore l'usage des vitres à peu près indispensable. Les anciens connaissaient le verre, puisqu'on en a trouvé dans les ruines de Pompeï. La corne, le mica en lames minces, le parchemin, etc., ne peuvent soutenir en général la comparaison avec le verre, qui n'a d'autres inconvéniens que sa fragilité et que les arrêtes tranchantes qu'il présente lorsqu'il se fracture. Mauvais conducteur de l'électricité, il isole parfaitement l'habitation contre l'électricité atmosphérique. Dans la saison chaude, il pourrait être remplacé par des gazes très fines et presque transparentes, qui permettraient le renouvellement de l'air, et modéreraient l'éclat d'une trop vive lumière ; c'est en ce sens qu'agissent les jalousies et les persiennes, qui ont souvent l'avantage de faciliter la renovation de l'air, et qui sont préférables, comme salubrité, sinon comme sûreté, aux auvents et aux volets.

194. L'exposition des croisées doit être celle qui convient à l'habitation elle-même ; elles doivent être tournées du côté le plus salubre. Dans certains cas il est bon qu'il en soit pratiqué dans deux positions opposées.

195. « Lorsqu'elles sont trop grandes et exposées au midi, elles donnent trop de chaleur ; exposées au nord, elles donnent trop de froid.

196. « Si elles sont trop élevées au-dessus du plancher, l'air ne se renouvelle pas dans la région basse ; si elles sont trop éloignées du plafond, l'air ne peut se renouveler dans la partie haute de la chambre ; les croisées à coulisses dont une moitié seulement peut ouvrir, ont les défauts des croisées trop élevées ou trop basses, selon que c'est la partie haute ou la partie basse que l'on ouvre.

197. « Les appartemens en entresol ne sont généralement pas salubres, surtout lorsque la croisée, comme cela arrive souvent, ouvre à fleur du plancher, et n'a pas la hauteur d'un homme.

198. « Dans les combles, les chambres éclairées par des chassis à tabatières, ou par des lucarnes trop élevées, ne sont pas salubres.

199. « Dans les étages intermédiaires, il faut, autant que possible, disposer les croisées de manière que les chambres soient également éclairées dans toutes leurs parties.

200 « Les croisées doivent ouvrir à 0 mètre 50 centimètres au plus au-dessus du plancher, et avoir au moins 2 mètres 30 centimètres de hauteur au-dessus du même plancher ; les croisées à coulisses doivent être généralement abandonnées. »

201. Du reste, on ne peut établir de données générales sur la grandeur des croisées de l'habitation. Elles doivent être proportionnées à la dimension de celle-ci, au climat dans lequel elle est située, à l'exposition de la maison, aux vents dominans, à la température moyenne du pays, au mode de construction de la maison, à la facilité de l'aération, et surtout à la constitution physique de l'homme et aux professions exercées par l'homme. Il sera bon que la femme faible et nerveuse songe un peu moins à son teint, un peu plus à sa santé, et qu'elle ne reste pas dans un demi jour qui l'amollit. Il est indifférent, sous le rapport de la lumière, que la croisée de l'homme qui sort tout le jour soit grande ou petite ; celui qui vit sédentaire a besoin de

beaucoup de lumière, et l'artisan qui travaille à des objets minutieux, le savant qui consacre ses jours à l'étude , ont aussi besoin de beaucoup de jour pour ménager leurs yeux.

200. *Moyens d'entretenir dans l'habitation une chaleur artificielle.* L'homme, après avoir construit son habitation première, a dû nécessairement y ressentir les effets de la température extérieure, et des variations dont elle était susceptible. Sous les climats des tropiques même , il a dû parfois éprouver le besoin d'accumuler du calorique dans sa case. Dans l'Atlas , dans les Andes, se sont trouvés des climats presque aussi froids que ceux qui avoisinent le cercle polaire; et la fraîcheur des nuits , l'humidité, ont encore porté l'homme à se servir du calorique accumulé, nécessaire pour préparer ses alimens et pour son industrie naissante. D'abord un foyer unique, central a été établi, la fumée remplissant la hutte, s'est échappée à l'extérieur , et ce n'est que bien plus tard que des appareils compliqués sont parvenus à maîtriser l'action du feu, à la circonscrire, à en augmenter ou à en modérer les effets; enfin à donner à la fumée une issue séparée, qui évitât à la famille, l'incommodité résultant des gaz et des vapeurs que la combustion produit. Dans les pays dits civilisés , il est resté quelque débris du foyer central du sauvage , et l'Espagnol, glacé près de son brasero, s'expose encore aux dangereuses émanations du charbon.

201. Le calorique qui dilate les corps solides, qui ferait fendre les tuyaux de fonte inégalement chauffés, s'il n'y avait de distance en distance des moyens de glissement des uns sur les autres (Biot); le calorique qui dilate les gaz suivant des lois admirablement bien établies par M. Gay Lussac ; le calorique qui agit en sens inverse de l'attraction, et à l'admission duquel on a dû être conduit par les phénomènes d'expansion et de dilatation que présentent les corps échauffés (Pelletan), le calorique a sur la vie et les fonctions une immense influence.

202. Que si l'on médite sur le traité de l'air, des eaux, et des lieux, on voit avec quel soin Hipocrate tenait compte de ces influences, et cela, soit que le calorique agisse actuellement, soit que la température précédente ait imprimé à l'économie des modifications qui retentissent sur l'état actuel. Quelques degrés de chaleur en plus ou en moins déterminent dans la nature de remarquables changemens; font naître ou périr les plantes; donnent la nourriture à l'homme ou l'en privent. Le monde antédiluvien devait peut-être à quelques degrés en plus de calorique, son aspect particulier et ces animaux, (Cuvier) ces végétaux (Ad. Brongniart) dont on ne retrouve les analogues que sous les tropiques ; mais sans entrer dans des détails sur les saisons et les climats, rappellons que l'influence des températures sur les êtres organisés vivans, a été mieux étudiée par les modernes qu'on ne l'avait fait précédemment.

203. Dans les admirables expériences d'Edwards, on a vu les quantités de calorique modifier puissamment la transpiration, l'évaporation, la respiration, la circulation, la vie enfin, des quatre classes d'animaux vertébrés. M. Flourens a fait voir que l'abaissement de température agissait principalement pour les jeunes oiseaux de basse-cour, sur les poumons, en y déterminant des affections inflammatoires. Ce résultat s'accordait d'ailleurs avec ceux, de M. Edwards sur les inconvéniens du refroidissement dans les premiers âges de la vie. On sait que les animaux du midi transportés vers le nord périssent par suite de maladies des organes pulmonaires surtout. Il en a été ainsi des singes dont ont parlé MM. Régnaud et Andral, etc., du Léopard dont on a fait mention, qui meurt par l'exposition à un froid peu au-dessus de zéro du thermomètre centigrade, tandis que le chien des esquimaux est incapable de supporter, sans de grands inconvéniens, la chaleur de notre été (Cox), etc.

204. L'homme est tout aussi sujet à éprouver l'in-

fluence funeste des variations de température. Un groën-
lendais qui supporte des froids de plus de 40°, s'il était
nu, serait promptement glacé; le nègre souffre de la chaleur du soleil du Tropique contre laquelle l'ombre le pro-
tége ; et s'il est vrai que les Islandais vivent longtemps,
c'est que l'industrie de l'homme, qui lui a été donnée par
le créateur, lui a fourni les moyens de résister à la froidure
ou à l'extrême chaleur. Indépendamment de la congélation
produite par un froid, un abaissement de quelques degrés,
comme l'avait bien vu Hippocrate, produit des rhumes, des
enchiffrenemens, etc. Quand le thermomètre baisse de quelques degrés au-dessus de zéro, et que la température per-
siste pendant quelques jours, presque tous les vieillards
éprouvent des accès d'asthme (Rostan): C'est un fait que
la Salpêtrière a mis pendant six années pour moi, au-dessus de toute évidence. M. Bouvier a fait le relevé de quinze
épidémies de grippe depuis 1403 : on voit que six ont régné
en hiver; une dans l'hiver et le printems, quatre en au-
tomne, trois au printemps et une en été, et celle-ci avait
été précédée par un abaissement de température et par des
vents froids: le moral lui-même semble influencé par le
froid, et on lit qu'en apprenant le départ du duc de Guise
pour Blois, le chancelier Chiverni annonça sa mort, par ce
que, lors d'un froid semblable à celui qui régnait, le roi s'im-
patientait avec une extrême facilité.

206. Les faits se pressent en foule pour démontrer l'influence pernicieuse du froid; Pringle, voit après la bataille de Dettingue, l'humidité froide contribuer à produire
la dysenterie; un corps de réserve qui ne fut pas exposé à
cette variation de température ne contracta pas la maladie.
Desgenettes recueillit un fait du même genre en Egypte :
M. Dugès, accuse à Montpellier le froid humide de produire la péritonite puerpérale; le climat d'Angleterre
rend plus difficile la curation des maladies chroniques
(Clark).

207. M. Trevisan trouve que sur 100 enfans de Castel-Franco, 38 meurent, terme moyen, dans le premier mois de la vie ; mais que pendant les trois mois d'hiver, sur 100 qui naissent, il en meurt 66, tandis que sur le même nombre de naissances, aux mois de juin, de juillet et août, 83 enfants voient commencer leur deuxième année. MM. Villermé et Milne Edwards, analysant les naissances et les décès par départements, du nord et du midi, arrivent encore à des résultats du même genre. Déjà Toaldo, vers la fin du siècle dernier, bien que prêtre à Padoue, avait constaté combien le baptême à l'eau froide était dangereux pour la première enfance, et avait vu que les enfans des juifs, malgré la circoncision, mouraient en moins grand nombre que ceux des chrétiens baptisés. M. Quetelet a vu que c'est surtout jusqu'à 10 ans et passé 40, que l'influence du froid est pernicieuse ; M. Lombard a observé que, dans la première année de la vie, le maximum des décès correspond dans nos climats, au mois de janvier, et qu'alors la mortalité est double du nombre des naissances. A la Salpêtrière, la mortalité est très-faible en été, et la salle des morts presque vide ; en hiver et au mois de mars, les nombreux cadavres de vieillards encombrent tellement cette salle, que l'on ne peut plus faire toutes les ouvertures. On trouve, il est vrai, des centenaires en Russie plus qu'en France, ( Villermé ), et le nombre d'enfans qui naissent est plus considérable, ( Moreau de Jonnés ), mais ils y meurent en plus grand nombre aussi, ( Herrmann ). Ce ne sont ni les enfans ni les vieillards qui mesurent la force d'un peuple, mais bien le nombre croissant des adultes, et il n'est pas prouvé que l'augmentation de ceux-ci soit plus considérable là qu'ailleurs, ( Villermé, D'Ivernois) ; d'ailleurs, en Russie, on sait mieux qu'ailleurs se préserver du froid, et les Russes se plaignent de geler à Paris, comme les Français éprouvent du froid auprès du brasero espagnol.

207. Il résulte de tout ceci que l'action du froid est pernicieuse, et que l'habitation doit surtout être disposée de manière à prévenir sa fâcheuse influence.

208. La chaleur habituelle au-delà de certaines bornes n'est pas non plus sans inconvénient. Sans rappeler ici les expériences d'Allen et Pepys, de Fordyce et Blagden, etc., et surtout celles de M. Edwards, disons que dans ces derniers temps, M. Guyot a soumis des lapins à des températures variables, et qu'il a vu des accidens graves survenir : gêne de la circulation, de la respiration, etc., de 25 à 45 centigrades ; au-dessus au contraire, et jusqu'à 70 il affirme qu'ils se portaient bien ; ceci est très-différent de ce qu'on a vu pour l'homme ; car il est certain que dans une température très-élevée, l'évaporation est extrême et qu'il se manifeste une série d'accidens très-bien décrits par M. Rostan. La chaleur, dans l'Inde, parait être la circonstance capitale qui augmente la mortalité des soldats anglais, ( Marshall ), et pour ce qui est de la chaleur artificielle augmentée, on cite le fait suivant : à St-Cyr sur Meuthon, un grand nombre de personnes étaient réunies dans une église ; elle fut chauffée pendant le Jubilé avec des poëles en fonte jusqu'à une température élevée. Quelques jours après 50 ou 60 habitans moururent de pneumonite ( Verney ).

209. Les altérations de température ont encore un inconvénient qui ne peut être passé sous silence : on connaît l'influence fâcheuse des vents froids qui viennent à souffler, après la chaleur du jour, à Marseille, à Naples, (Requin ) dans les Antilles, en Egypte (Desgenettes) etc. ; on sait combien de fois en sortant d'un lieu échauffé, des jeunes filles, après un bal, ont été atteintes de pleuro-pneumonites, etc. ; chaque jour les hôpitaux nous offrent des faits analogues. Certes, des influences de ce genre sont compliquées de quelques autres, telles que l'altération de l'air, et l'on pourrait rappeler les doutes que Laen-

nec admettait à ce sujet; les ouvriers boulangers, fondeurs, verriers, etc., que l'on voit dans leur fabrique passer sans cesse d'une température à une autre, sont parfois tout aussi sains que les autres hommes; mais la proposition générale peut être soutenue avec avantage : le passage du chaud au froid est dangereux, et des relevés statistiques que je possède sur les causes des phlegmasies articulaires et pulmonaires ne laissent guère de doutes sur ce sujet.

210. Il faut donc que l'habitation privée soit autant que possible disposée de telle sorte : qu'elle puisse préserver contre un froid trop vif, contre une chaleur trop grande ; qu'elle puisse éviter des alternatives de température et permettre de conserver une chaleur moyenne.

211. Quel est le degré auquel celle-ci doit être portée ? il varie suivant la température du dehors, la constitution de l'homme, ses habitudes, et une infinité d'autres circonstances qu'il serait impossible de passer toutes en revue. En général la sensation de bien être qu'on éprouve est ici le meilleur thermomètre. En général c'est entre 12 et 18, dans nos climats, que cette température est la plus agréable et la plus saine. Il faut distinguer ici deux choses ; la sensation que l'on éprouve et le refroidissement réel : la première peut être nulle, tandis que le second est marqué et *vice versâ*. Dans les attitudes sédentaires, dans les professions qui exigent l'immobilité du corps, la température de l'habitation doit être plus élevée; le contraire a lieu lorsqu'on prend de l'exercice. L'enfance, le vieillard, les catarrheux, les gens faibles ont besoin de quelques degrés de plus, etc.

212. Quels sont les moyens propres à donner de la chaleur à l'habitation et comment doivent-ils être disposés ?

Ces moyens sont :

1° Le foyer, le brasier, le réchaud placés dans la chambre. Ils sont tout-à-fait insalubres à cause de la fumée qu'ils donnent, et du gaz qu'ils répandent dans l'appartement. « Il est dangereux, et l'on doit éviter avec soin de placer des réchauds de charbon ou de braise dans les appartemens où le courant d'air établi n'est pas suffisant pour enlever le gaz délétère que produit la combustion de ces substances ».

2° Le poêle qui communique à l'extérieur par un tuyau de tôle ou de fayence (qui lui est préférable) : il a l'avantage d'échauffer l'appartement par le foyer, par le corps du poêle et par son tuyau. Il établit un tirage puissant à cause de la précipitation de l'air froid par le tuyau échauffé. C'est en effet une loi importante ici qu'un gaz échauffé devient plus léger, et augmente de volume, s'élève et est remplacé par de l'air frais. Ce fait est la base de tout le système des tuyaux d'appel.

214. On a cependant dit que les poêles renouvelaient moins l'air, sans doute parce que leur tuyau est plus étroit. Il est croyable cependant que la vitesse du courant compense de reste l'exiguité du conduit ; les principaux inconvéniens des poêles sont de répandre une odeur de tôle souvent insupportable, et de produire une céphalalgie intense.

215. D'après le rapport fait au conseil de salubrité par MM. Petit, Trebuchet et Rohaut : voici quel est le meilleur moyen de disposer ces poêles. Il faut les construire de manière à changer l'air des chambres, par des bouches de chaleur, donnant passage à l'air extérieur, et par un vagistas ouvert à l'extrémité opposée de la chambre dans la partie haute, pour faciliter la sortie de l'air vicié. En général, on tient les tuyaux de chaleur trop petits ; il en résulte que près de leur ouverture, à l'intérieur des appartemens, la température est très élevée, et qu'ils y amènent peu d'air nouveau, tandis qu'en leur donnant une grande dimension, ils jettent dans cet appartement une masse d'air considérable, moins échauffé à la vérité ; mais

sous ce rapport, il n'y a pas de chaleur perdue, car il est indifférent d'obtenir 5 mètres cubes d'air à 20 degrés ou 1 mètre cube à 100 degrés. Les calorifères sont des poêles construits de manière à servir à la ventilation.

216. Le chauffage de l'habitation par la vapeur, n'est guère applicable à l'habitation privée. Seulement dans certaines fabriques, et dans les demeures des riches, comme il paraît que cela a lieu en Russie, on échauffe les murs et surtout les planchers par des tuyaux contenant de la vapeur, et qui sont ménagés dans les diverses parties de l'édifice. L'inconvénient le plus grave de ce mode de chauffage est de ne point favoriser la ventilation; toutefois on conçoit qu'ils pourraient servir à échauffer des tuyaux d'appel qui détermineraient le renouvellement de l'air.

217. De toutes les manières de chauffer un appartement, la meilleure, certainement, sous le rapport de la salubrité, *est la cheminée,* avec bouche de chaleur, prenant de l'air à l'extérieur. Par la nature même de sa construction, une cheminée ne peut chauffer qu'en renouvelant l'air, puisque le courant est d'autant plus fort dans le tuyau de fumée, que ce feu est plus ardent : mais il faut convenir que cette manière est la plus chère, parce que les cheminées font perdre plus des 9 dixièmes de la chaleur produite, lorsqu'on ne profite pas d'une partie de celle qui passe avec la fumée, pour donner des bouches de chaleur.

218 « Une cheminée remplira d'autant mieux son but, toutes choses égales d'ailleurs, qu'elle enverra, dans un temps donné, une plus grande quantité de calorique à la personne qui se chauffe : or, on peut disposer cette cheminée de manière à offrir une plaque métallique parfaitement polie, d'une couleur blanchâtre, inclinée de manière à réfléchir la plus grande quantité de calorique possible : alors la personne recevra, non-seulement les rayons directement lancés par le foyer enflammé, mais encore

beaucoup d'autres qui avaient été perdus pour elle, et qui, au moyen de cette disposition très favorable, seront réfléchis de son côté. Les bonnes cheminées doivent encore remplir deux conditions : celle de ne pas fumer, et celle de chauffer aussi également que possible. On les empêchera de fumer : 1° en activant la combustion du bois au moyen de l'air que l'on fera arriver par deux tuyaux qui viendront aboutir aux parties latérales de la cheminée, car le bois ne fume que parce qu'il est imparfaitement brûlé ; 2° en diminuant le diamètre du tuyau par lequel s'élève la fumée produite. Un autre inconvénient des cheminées mal construites consiste dans la manière dont l'air parvient au foyer qu'il alimente ; en effet, à mesure que les rayons du calorique lancés par ce foyer arrivent au devant de la personne qui se chauffe, l'air extérieur froid s'introduit par les portes ou par les fissures, et glace les parties postérieures qu'il touche : on peut obvier à cet inconvénient au moyen des deux tuyaux dont nous avons parlé, et qui sont placés aux parties latérales de la cheminée.

« Les cheminées bien construites doivent encore offrir plusieurs tuyaux dans lesquels la fumée puisse circuler ; ces tuyaux s'échauffent par ce moyen, et rayonnent à leur tour, ce qui contribue nécessairement à élever la température de la masse d'air au milieu de laquelle on est plongé. » (Orfila).

217. La fumée produite par le chauffage des appartemens, est un des plus grands inconvéniens qu'il présente. « L'lufiammazone degli occhi è un male molto mo- « lesto e frequentissimo tra gli abitanti del contado, e la ca- « gione ordinaria sogliono esserne i cammini e le stufe fu- « mose. I Baschiri, dice Pallas, sono molto soggetti alle « malattie degli occhi, e ciò non tanto per le loro capanne

« fumicosissime, quanto per ì cammini, e per il continuo
« fuoco, che vi mantengono (Pallas, Reisen. 1. B. S. 383.)»

218. C'est surtout lorsqu'on n'est point accoutumé à la
fumée, qu'il en résulte des inconvéniens. Le voyageur
qui entre dans la hutte des Lapons ou des Esquimaux ne
peut soutenir l'action de la fumée, qui ne cause à ceux-ci
que fort peu d'incommodité. On sait même que des tribus
américaines au bord du Guazacoalco, au Mexique, font
dégager dans leurs cases une épaisse fumée pour se préserver des moustiques (Charpenne). La moindre quantité de fumée blesse notre odorat, et dans quelques cas
même produit des maux d'yeux.

219. Mais, un plus grand inconvénient attaché au moyen
de chauffage qui fume, c'est que dans certaines circonstances il peut permettre le dégagement de l'acide carbonique, de l'hydrogène carboné, etc. C'est ainsi que furent
asphyxiées les deux dames dont il a été parlé. On ne peut
donc assez s'attacher à reconnaître les causes qui peuvent
faire fumer, et on doit à M. d'Arcet des recherches utiles
sur ce sujet. Tantôt il s'agit d'un mur échauffé qui fait
appel, tantôt d'un escalier ou bien d'une fente à une
porte qui produisent le même effet. On pourrait encore
arriver à ce but par la construction de petites cours, etc.;
mais ces détails sont plutôt du ressort de l'architecte que
de l'hygiéniste, et nous n'y insisterons pas d'avantage. (1)

220. Il est certaines circonstances où, indépendamment
de la chaleur qu'elles produisent, les cheminées ou les
fourneaux remplissent une autre indication très importante; c'est de brûler des gaz ou des matières qui ont
échappé à la combustion, et qui sortant par le tuyau ordi-

_______

(1) Les Romains échauffaient toutes les pièces de l'appartement
qu'ils occupaient l'hiver, *hibernaculum*, par des tuyaux de chaleur
placés dans l'épaisseur des murs.

( Senèque, palais de Scaurus, par M. Mazois .

naire, iraient incommoder ou infecter les voisins. Tels sont les appareils qui, ramenant les exhalaisons près du foyer, les font complétement brûler ; c'est ainsi que longtems la manufacture de tabac produisit des émanations très désagréables pour le voisinage, par suite de la combustion des côtes de tabac, et que du côté de la Seine, opposé à celui où on les brûlait, s'élevèrent des plaintes contre un accident semblable ; il suffit d'établir un appareil fumivore disposé sous la surveillance de M. d'Arcet pour faire cesser de justes plaintes.

223. On peut encore employer pour le chauffage des bouches de chaleur dans les pièces qui n'ont pas de cheminées : « En les établissant près du plafond, l'air est refoulé vers les ouvertures basses, les portes ou les fenêtres ; ainsi on obtient une grande chaleur, puisqu'il ne peut entrer dans la pièce d'autre air que celui qui a auparavant, passé par le foyer ; mais, à une certaine distance des bouches de chaleur, l'air peut être cantonné, et ne se renouvelant pas, il conserve tous les miasmes, dont il se charge ; en supposant même que cet effet n'ait pas lieu, il est certain que ces miasmes se portent naturellement au plancher, s'y accumulent, avant de sortir par les ouvertures basses, et sont reportés sur les personnes qui habitent la pièce.

224. « Si on fait entrer l'air échauffé par le bas, il se porte rapidement dans la partie supérieure, mais il y reste avec toutes les émanations légères qui s'y cantonnent, et on ne peut les en chasser qu'en ouvrant un vagistas dans la partie supérieure opposée ; il est certain que ce système est plus salubre, mais donne moins de chaleur, puisqu'on est obligé de laisser sortir l'air échauffé, et qu'il doit entrer par les portes et fenêtres, une quantité, telle faible que ce soit, d'air froid.

225. « C'est une habitude dangereuse de fermer avant de se coucher, pour concentrer la chaleur dans les appar-

temens, les soupapes des tuyaux de poële ou de cheminée
à la prussienne. Il est arrivé souvent, que des personnes
se sont, pour avoir commis cette imprudence, éveillées
avec un mal de tête, de la stupeur, des étourdissemens
et des envies de vomir. » (Londe)

Quelque soit le moyen de chauffage qu'on emploie, sa
construction, comme le dit M. Raige-Delorme, doit être
telle qu'ils élèvent avec le moins de combustible possible,
la température de l'air extérieur, en même temps qu'ils
en opèrent le renouvellement.

226. Des divers procédés à l'aide desquels l'habitation
peut être échauffée, le poële est celui qui donne, avec la
même consommation, le plus de chaleur. Il répand celle-ci
d'une manière plus égale ; la cheminée a l'inconvénient
quelque feu qu'on y fasse, d'échauffer beaucoup la partie
antérieure du corps et peu la partie postérieure. De plus les
appels de l'air extérieur, qu'il faut bien faire, les fentes
des cloisons, les embrasures des portes, les vagistas, etc.,
lancent de l'air froid en arrière, et si celui-ci ne vient pas,
comme cela arrive presque toujours, par une bouche de
chaleur, il en peut résulter quelques inconvéniens relativement aux alternatives de température et au contact
partiel du froid. Il faut, autant que possible, que les appels soient faits par les tuyaux qui passent par le foyer,
afin d'échauffer l'air, et qu'ils soient placés de manière à
ne pas tomber directement sur la personne située près du
feu. On sait combien M. d'Arcet a tiré de parti, pour les
salles de spectacles, de l'application de sa profonde con-
naissance du chauffage, pour donner de la chaleur et pour
purifier l'air.

227. Les moyens de s'opposer à une chaleur trop vive dans
un appartement, sont loin d'être aussi nombreux et aussi
efficaces, ce sont : 1° l'agitation de l'air ; 2° les courans
d'air qu'on y établit et qu'on fait passer sur des liquides
susceptibles de se vaporiser ; 3° le passage de l'eau à l'état

de vapeur à travers les vases alcazaras, qui produit un certain degré de froid; 4° on pourrait appliquer les mélanges refroidissans à l'art d'abaisser la température des appartemens; 5° on peut faire venir l'air frais de souterrains, comme le faisait ce riche gentilhomme dont parle Palladio, et comme l'a indiqué Hallé; 6° la fermeture simple des jalousies et l'obscurité qui en résultent, font quelquefois mieux supporter les ardeurs de l'été; 7° les anciens se servaient d'aspersions d'eau fraîche et de feuilles de végétaux répandus sur le sol et qui favorisaient l'évaporation de ce fluide.

226. Les moyens de se préserver contre les brusques alternatives de l'air sont les soins que le simple bon sens exige: un vêtement convenable dans son habitation; ne point se trop découvrir en été; l'usage de doubles portes lorsqu'on a bien pourvu à la ventilation, etc. Rappelons-nous ici qu'il ne faut pas trop s'amollir, et tomber dans de excès de prudence qui deviennent une timidité ridicule. Les bains russes ne font pas mourir ceux qui les prennent, et comme le dit Hallé, il faut savoir s'endurcir aux températures.

227. N'oublions pas les résultats de M. d'Arcet, relativement à la nécessité d'ajouter de l'eau à l'air qu'on échauffe: ce savant place au devant des bouches de chaleur des poêles, des corps poreux, qui reçoivent l'eau qui s'écoule par un jet délié. La chaleur du tuyau vaporise celle-ci qui se dissout dans l'air, et contribue ainsi à la salubrité. Disons à l'appui des opinions de M. d'Arcet, que M. Lombard a trouvé dans ses relevés statistiques, que les professions dans lesquelles on respirait habituellement une vapeur humide, comptaient moins de phthisiques que d'autres et étaient au-dessous de la moyenne.

228. D'après les considérations précédentes, les hommes auxquels une température moyenne et tempérée de l'habitation convient le mieux sont : les enfans, les vieillards,

les hommes sédentaires et immobiles ; les gens d'une constitution faible ; les convalescens ; ceux surtout pour lesquels
on craint une prédisposition tuberculeuse. On cite un médecin de 35 ans qui, atteint de symptômes analogues à la
phthisie, se rétablit en créant autour de lui pendant 6
mois une température semblable, ( Lataud ). Bien qu'il ne
soit pas prouvé qu'il y ait moins de phthisiques en Afrique
que dans nos climats, ( Louis, Robert ), toujours est-il
qu'il est impossible qu'une température douce n'ait pas
comme préservation, quelque avantage. Les vieillards
dont la poitrine est humide, se trouveront bien d'une
chaleur plus élevée et sèche.

229. Mais l'homme, dans son habitation, a besoin de remplacer *par la lumière artificielle*, l'obscurité que la nuit ramène.
Probablement à l'état primitif, le feu du foyer, quelques
branches d'arbres résineux qui y furent allumées, furent
les premiers moyens de suppléer au défaut du jour. On voit
encore dans quelques contrées des tiges de sapin être employées à cet usage ; mais bientôt on eut recours à des
moyens plus convenables ; et la résine, l'huile, les graisses,
le suif, la cire, l'adipocire plus ou moins travaillés, et
auxquels on ajouta des tissus divers, devinrent les moyens
d'éclairages de l'habitation. Les progrès de la chimie donnèrent de nos jours une nouvelle source de lumière artificielle, et les gaz combustibles dégagés de diverses substances, fournirent les moyens d'obtenir une clarté plus
vive.

230. Toutes ces substances donnent donc de la lumière ;
par la combustion toutes échauffent l'air, et en ceci elles
peuvent être utiles comme moyen de chauffage et d'aération,
toutes forment de l'eau en se combinant avec l'oxigène :
toutes donnent lieu à la formation d'une certaine proportions d'acide carbonique ; ces effets leur sont donc com-
muns ; plus il y a de lumière produite, et plus aussi, en
général, ces circonstances ont lieu.

233. L'action que les divers moyens d'éclairage exerçent sur l'homme sont donc tous à peu près les mêmes : ils agissent à la manière du feu du foyer ; ils consument de l'oxigène, le remplacent par de l'acide carbonique, et ils ajoutent de la vapeur d'eau à l'atmosphère. Une certaine quantité de carbone qui à échappé à la combustion, de l'huile pyrogénée en petite quantité et d'autres produits, doivent, dans tous ces cas, se répandre dans l'air et s'y élever sous la forme de fumée.

234. Le gaz propre à l'éclairage, dégage à peu près les mêmes principes ; mais de plus il contient des fluides élastiques où se trouvent du soufre, de l'azote, etc. Ce qui peut compliquer les résultats qu'il donne. Sa lumière est plus vive, la chaleur qu'il donne plus grande, et il altère par conséquent l'air dans les proportions de l'éclat qu'il fournit.

235. Les inconvéniens de ces moyens d'éclairage, relativement à l'habitation dans les lieux où ils sont employés, est d'altérer la pureté de l'air et d'y ajouter certaines substances nuisibles ; il faut, autant que possible, chercher à faire complètement brûler le carbone et les gaz qui se dégagent des corps destinés à éclairer, au moyen des petits appareils fumivores propres à cet usage. Autrement une odeur désagréable et des gaz délétères se répandent dans l'habitation ; ils pourraient même être en assez grande quantité pour causer l'asphyxie : un tuyau ouvert à l'extérieur, éviterait la plupart des incouvéniens que l'on reproche au gaz, et ce moyen est fréquemment employé.

236. Il faut bien s'enquérir chaque jour si, dans les habitations où existent des conduits pour le gaz, il n'y a pas quelque fuite de celuici ; car une asphyxie pourrait en être la conséquence, et on cite des exemples semblables. L'odeur spéciale qui se fait sentir sert à faire reconnaître la fuite ; quand on la découvre, il faut bien se garder d'en approcher avec une bougie, dans la crainte d'une détonation.

238 Les hommes d'une constitution faible ; ceux qui sont sujets à la toux, qui ont des raisons de craindre pour leur poitrine, etc., doivent éviter autant que possible de se servir, dans leur habitation, de gaz et des divers moyens d'éclairage qui répandent dans l'air des odeurs fétides ou des fluides élastiques délétères, en de grandes proportions. Ce seront surtout eux qui devront chercher à faire conduire au dehors les produits de la combustion. On sait, en effet, que du carbone, provenant de la combustion de l'huile on du gaz est contenu dans les crachats du matin, alors que l'air où il était suspendu a été respiré la veille ; et l'on sait que M. Graham a retrouvé aussi de la poussière de carbone dans les poumons. Ces hommes devront surtout éviter les fuites de gaz, qui pourraient avoir pour eux, pendant la nuit, les plus grands inconvéniens.

239 Enfin, *un paratonnerre* sera placé avec avantage sur l'habitation privée. Il en sera surtout ainsi dans les pays où les orages seront fréquens ; voici les règles que M. Pelletan donne pour sa construction.

240 « On fixe solidement dans le point le plus élevé d'un toit, une barre de fer cylindrique, de 30 à 40 pieds de hauteur, dont l'extrémité supérieure est formée par une pointe de platine très effilée ; on préfère ce métal parce qu'il n'est pas sujet à l'oxidation, et qu'il est très difficile à fondre. Jusqu'ici l'établissement d'une semblable pointe ne serait propre qu'à attirer le fluide électrique, qui pourrait traverser le bâtiment et causer des accidens, si on ne lui fournissait un conducteur suffisant et parfaitement continu, pour le transmettre au réservoir commun : à cet effet, on attache à la partie inférieure de la tige de fer une grosse corde métallique, formée de fils de fer fondus ensemble et bien goudronnés pour la préserver de l'oxidation. On conduit cette corde le long de l'extérieur du bâtiment, *en ayant soin de ne l'y fixer que par des attaches en bois*, et on la fait ainsi parvenir dans un trou profond, pratiqué en

terre, ou mieux dans un puits, en ayant soin de détordre l'extrémité inférieure de la corde pour lui faire présenter un grand nombre des pointes , ou même de l'attacher à plusieurs branches de fer qui se portent en divergeant dans le sol.

241. On ne peut assez insister, dans la confection d'un paratonnerre, si l'on veut qu'il soit utile à l'habitation, sur la nécessité de sa communication avec le sol humide ou l'eau. Richman , cité par M. Guérard, fut tué en 1753 par une étincelle partie du paratonnerre, dont il avait interrompu la continuité pour étudier l'électricité atmosphérique. Dans les bâtimens sans paratonnerre, la foudre tombant sur les cheminées, suit leur tuyau recouvert de suie, qui est un bon conducteur, et il est en conséquence utile de s'éloigner de la cheminée en temps d'orage, comme aussi des corps métalliques qui se trouvent dans l'habitation. Il faut surtout se défier de ceux qui, tels que les fils de fer, les plombs et leurs cuvettes , communiquent de l'extérieur à l'intérieur du lieu qu'on habite; c'est surtout lorsque les toitures sont construites en un corps combustible, tel que la paille ou le zinc , qu'il est le plus utile d'avoir un paratonnerre. Il faudrait bien isoler , dans ce dernier cas, celui-ci de la toiture métallique. En temps d'orage, encore , il est utile de ne point tenir les fenêtres ouvertes, et surtout de ne pas établir des courans d'air dans l'habitation. C'est une question de savoir si l'exposition du paratonnerre au-dessus de la maison rend moins sensible , pour les hommes qui s'y trouvent, les effets de l'électricité atmosphérique autres que ceux de la foudre.

242. *Habitations mobiles.* L'habitation peut, comme nous l'avons dit, être mobile, c'est-à-dire que l'homme peut habiter dans des constructions susceptibles d'être transportées d'un lieu à un autre. Tels sont : les champans des Chinois, les navires des Européens, les chariots du Scythe, la cabane du berger élevée sur des roues , etc. Entrer dans

des détails sur ce sujet, serait sortir du cadre de ce travail, et d'ailleurs la plupart des préceptes applicables aux habitations fixes le sont aussi aux habitations mobiles.

### CONCLUSION DE LA DEUXIÈME PARTIE.

243. L'habitation privée, pour être disposée de la manière la plus favorable possible sous le rapport de la salubrité, ne doit pas être la même dans tous les cas. La disposition de la plupart de ses parties pourra varier avantageusement suivant les climats, les lieux, la température moyenne du pays, les conditions géologiques du sol, le degré de pureté et de mouvement de l'air, etc.

Elle devra surtout être modifiée suivant : la constitution physique de l'homme, son âge, ses travaux, le nombre des personnes qui partagent la même demeure ; suivant les habitudes, les mœurs du pays, les professions, et suivant aussi un grand nombre d'autres circonstances.

244. Dans tous les cas, on doit songer, lors de la construction ou du choix qu'on fait de l'habitation, à obtenir :

1° Un échauffement facile de l'air ;

2° Une sécheresse suffisante, et des moyens pour ajouter à volonté de l'eau à l'air.

3° Une grande pureté de celui-ci.

4° Une ventilation parfaitement exécutable.

5° Une lumière vive qu'on puisse affaiblir au besoin.

6 Des moyens protecteurs contre la foudre.

7° Une capacité suffisante pour les besoins et la santé de l'homme.

### TROISIÈME SECTION.

## OBJETS CONTENUS DANS L'HABITATION.

245. *Animaux domestiques.* L'homme, même à l'état sauvage, a souvent partagé sa demeure avec des animaux. Tantôt il les a réservés pour alimens, ou les a pris pour com-

pagnons de travail ; tantôt il les appelés à faire la guerre aux autres animaux. Séduit par les formes et les couleurs brillantes que leur a données le divin organisateur de la nature, ou enfin par leur chant, il a senti le besoin , ou éprouvé le plaisir de les avoir près de lui. Nouveaux habitans, ils ont donc été introduits dans le domicile. La civilisation ne les en a pas toujours éloignés. Le villageois couche encore trop souvent avec ses bestiaux ; le chasseur ne se sépare guère de l'affectueux compagnon de ses fatigues ; l'homme dont le cœur a été brisé par l'ingratitude ou l'injustice, aime à trouver dans le chien un ami fidèle ; l'admirateur de la nature contemple avec ravissement les mœurs des animaux au riant plumage et à la douce voix, qui lui rappellent les forêts et les beaux jours.

246 Les animaux habitant sous le même toit que l'homme, altèrent l'air de la même façon que lui. Ils consument de l'oxigène , ils forment de l'acide carbonique ; ils exhalent de la sérosité pulmonaire qui contient une substance azotée ; et de plus ils sont le plus souvent une source de malpropreté.

247 Il faudrait donc en général qu'ils ne fussent point placés dans l'habitation proprement dite. Une ordonnance de police a même été faite en ce sens ; elle n'a qu'un défaut , c'est d'être complètement inexécutable. On ne séparera pas de l'homme, les animaux domestiques ; seulement l'hygiène peut donner quelques conseils pour rendre moins insalubre leur présence dans le logis.

248 D'abord il est bon qu'ils ne passent jamais la nuit dans la chambre où l'homme repose ; les oiseaux vicient l'air très-promptement. Ensuite il faut que la capacité du lieu et la ventilation soient en rapport avec le nombre et les besoins de respiration de ces nouveaux habitans. Il faut ensuite maintenir la plus grande propreté autour d'eux.

249 Faire comme nos paysans pauvres, son habitation dans une écurie où se trouvent des chevaux, des bœufs,

des poules et du fumier, c'est à coup sûr, ne pas se conformer aux préceptes de l'hygiène et du bon sens. Heureusement que ces écuries ont ordinairement des ouvertures par lesquelles l'air pénètre ; mais trop souvent les préjugés de l'homme le portent à les fermer ; et, tandis qu'il devrait faire tous ses efforts pour leur donner les plus grandes dimensions possibles, il s'attache à diminuer leurs dimensions le plus qu'il peut. Dans les temps de froid, elles sont mêmes fermées avec de la paille. Ce n'est pas tout ; plusieurs maladies sont transmissibles des animaux à l'homme : le charbon, le typhus, la morve (1), peuvent être le résultat d'une semblable habitation ; et si la vaccine a été un bienfait immense pour l'humanité, les maladies des animaux communiquées ont souvent fait périr les hommes.

Il est imprudent de faire coucher près de soi le chien, qui peut en définitive être spontanément atteint de la rage.

250 *Alimens conservés dans l'habitation.* La putréfaction est favorisée principalement par une température semblable à celle qui plaît davantage à l'homme ; sous ce rapport il n'est pas convenable de laisser dans son domicile, des viandes ou des substances quelconques susceptibles de s'altérer. Les vapeurs animales répandues dans l'air pourraient-elles exercer sur elles une action décomposante ? M. Parent du Châtelet a publié un mémoire très-intéressant sur ce sujet.

251. Il résulte des faits nombreux qu'il a recueillis et des expériences variées qu'il a faites, que les émanations les plus infectes n'ont pas hâté la putréfaction ; mais de tels résultats sont sujets à discussion, et quand ils seraient entièrement vrais, il n'en résulterait pas moins que ces

(1) Voyez sur ce sujet le beau travail de M. Rayer, et la remarquable discussion qui a eu lieu sur ce sujet à l'Académie, et dans laquelle M Barthélemy a soutenu avec tant de talent une opinion contraire.

substances s'emparant comme il l'a vu lui-même, des vapeurs putrides, acquièrent une odeur repoussante, ce qui peut avoir de l'inconvénient. Dans tous les cas, l'air échauffé de l'habitation hâterait la putréfaction, d'où pourraient résulter des émanations, sur le danger desquelles on est bien loin d'être d'accord.

252. Presque tous les auteurs les regardent comme pernicieuses. M. Parent du Châtelet a fait des recherches très nombreuses sur ce sujet. Il a constaté qu'à Montfaucon, les ouvriers écarisseurs ne sont point affectés de maladies putrides; ailleurs. Il a rappelé que 4000 chevaux qui pourrissaient sur le sol après la bataille de Paris, n'avaient pas occasionné d'accidens; ailleurs encore, il a avancé que les maladies des anatomistes sont bien moins fréquentes qu'on ne le dit. Il cite, à l'appui de ses opinions, l'autorité des noms les plus imposans. Dans les boyauderies, dans les fabriques de noir animal, de sel ammoniac, on peut constater, comme il l'a fait, que les maladies typhoïdes ne sont pas communes; la pustule maligne même suivant M. Biett qui reçoit à Saint-Louis beaucoup d'écarisseurs, est rare parmi ces ouvriers. Parent a soumis et lui-même et les siens, à un atmosphère dans lequel pourrissait du chanvre, et il n'en est pas survenu d'inconvéniens. De plus, on mange chaque jour des chairs altérées. A Strasbourg on a fait usage en 1814 de viandes d'animaux atteintes du typhus, sans qu'il en résultat d'inconvéniens. Les auteurs font mention de beaucoup d'autres faits semblables, etc.; ainsi, il n'y aurait aucun danger pour la salubrité à laisser dans son habitation des substances susceptibles de se putréfier.

253. Une telle proposition ne peut être admise. Nier l'action des émanations putrides dans des lieux renfermés sur l'homme, serait faire preuve d'un scepticisme exagéré. Des faits peuvent ici être opposés à des faits. Les expériences de M. Magendie, qui déterminait des ma-

ladies très analogues aux fièvres graves, en soumettant des animaux à l'action de vapeurs s'élevant de choux pourris dans des tonneaux étroits, ne peuvent être oubliées. Indépendamment des faits cités par Paré, par Pringle, et par un si grand nombre d'auteurs, rappellons-nous que M. Ollivier venant de visiter la cave d'un chiffonnier où des os répandaient une odeur infecte, fut pris d'accidens gastro-intestinaux fort sérieux qui durèrent huit jours ; que l'usage des viandes d'animaux malades de charbon ou celui de chairs altérées, a occasionné le typhus et des pustules malignes à l'homme ( Wagner ); qu'il est probable que c'est à un certain degré de putréfaction que l'on doit attribuer les accidens qui ont suivi à Lyon (Pointe), à Strasbourg et à Paris l'usage de certaines préparations de charcuteries ; que beaucoup d'étudians en médecine, éprouvent des accidens gastro-intestinaux, lorsqu'ils commencent à disséquer, et que plusieurs sont atteints de fièvres graves ; que la plupart des considérations dont il a été parlé à l'occasion des inconvéniens de l'habitation près des cimetières ou des fabriques ou l'on emploie des matières putrides, sont plus ou moins applicables à la question ici traitée. Quoiqu'en ait pu dire ou faire Parent du Châtelet, établissons, en principe, qu'il est non seulement incommode, mais encore dangereux d'habiter un lieu étroit où l'air ne se renouvelle pas *et où les émanations putrides séjournent ;* qu'il n'est pas prudent de faire usage, comme alimens, de substances qui y auraient été altérées, etc. Tous les faits négatifs possibles ne peuvent détruire un fait positif. On ne peut tenir compte de toutes les circonstances qui modifient les résultats, et il suffit qu'il soit avéré que les exhalaisons putrides renfermées dans un étroit espace aient été parfois dangereuses, pour qu'il soit de règle de ne point s'y exposer. Tout ce qui a été dit sur l'encombrement, plusieurs faits que je possède sur les égoutiers, devenus subitement malades d'affections intestinales, en descendant dans le lieu de leur travail, la putréfaction s'emparant d'abord exclusivement des parties du cadavre où se dégagaient des gaz délétères provenant de tissus gangrènés, etc., seraient autant de documens à opposer aux opinions de Parent. Ce médecin a vu en général des gens habitués aux émanations putrides, et en a tiré des conclusions pour ceux qui ne le sont pas; c'est une erreur qu'il importe de relever, parce qu'elle peut avoir en hygiène des conséquences fâcheuses. « C'est dit Montaigne, une violente et traistresse maistresse d'eschole que l'accoutumance. Elle hébête nos sens, et établit en nous, peu à peu, à la dérobée, le pied de son autorité. Nous lui voyons forcer tous les coups les règles de la nature.»

254. Il résulte de toute cette discussion qu'il est insalubre et contraire aux préceptes de l'hygiène de conserver dans sa demeure, surtout pendant la nuit, lorsque l'air se renouvelle le moins, des aliments putrescibles, ou ayant déjà éprouvé un commencement de décomposition.

255. *Produits des excrétions déposées dans l'habitation.* La plupart des considérations précédentes sont applicables aux différents produits des excrétions déposés dans l'habitation. Les fécès, l'urine, par les mêmes raisons, n'y doivent point séjourner. Le linge qui conserve la sueur, les produits de la menstruation ne doivent point rester dans la demeure. Il faudrait que l'homme oubliât entièrement ses dispositions instinctives, qu'il se ravallât bien au-dessous du sauvage ou de l'oiseau qui vient de naître, pour ne pas éloigner de lui les produits de ses excrétions.

256. *L'eau* peut être conduite dans l'habitation, par des tuyaux qui percent les murs ou qui les traversent. Presque toujours le conduit qui l'apporte, laisse par la porosité ou par des fissures imperceptibles, pénétrer de l'humidité. Les inconvéniens qui en résultent, sont les mêmes que ceux dont il a été parlé ailleurs

257. Il est utile de prendre toutes les précautions possibles pour éviter cet inconvénient. Il faudra que ces condi ts fassent le moins de chemin possible dans l'épaisseur du mur; et on les entourera avec avantage d'une couche de bitume ou de mastic hydrofuge.

258. *Les plombs*, *les cuvettes*, pour donner issue aux eaux ménagères, ne devront jamais être ouverts dans l'appartement. Il faudra veiller le plus possible à leur propreté et faire en sorte qu'ils servent d'égoût aux eaux pluviales, à l'effet d'entraîner une partie des immondices qui s'y accumulent. Ceux en fonte sont préférables aux autres ; il est bon de leur donner une grande dimension pour que l'aération s'y fasse mieux et de les fermer avec une grille, pour que les matières qui y tomberaient, ne les encombrent pas. On a proposé divers moyens pour enlever leur odeur souvent infecte, et on n'a pas généralement réussi. Il serait utile, dans tous les cas, qu'ils fussent éloignés de l'habitation. Si un évier venait à être ouvert dans l'intérieur même du domicile, il faudrait du moins boucher son orifice avec le plus grand soin. Le chlorure de chaux a eu souvent de l'avantage pour détruire momentanément la mauvaise odeur des plombs.

259. *Emanations variées dans l'habitation.* Les fleurs qui répandent des odeurs fortes, telles que les tubéreuses, les lys, les roses etc. ; et d'un autre côté, les huiles essentielles, les parfums très-odorans, le musc etc., ne seront point placés dans l'habitation. Ces substances ont parfois, dit-on, causé l'asphyxie. N'importe leur manière d'agir, il est au moins certain qu'elles peuvent occasionner la céphalalgie et les mêmes accidens que les peintures. La preuve de l'action puissante que certaines odeurs peuvent avoir sur l'homme est bien constatée par les travaux de MM. Benedict Prevot et H. Clocquet, et même par les faits les plus vulgaires.

260. Les végétaux placés dans l'appartement, altèrent,

durant la nuit, l'air qu'on y respire (Ingenhouz, Th. de Saussure); s'ils sont en petit nombre et de petite dimension, leur action n'a guère d'inconvénient; s'il sont en quantité plus considérable, il faudra les éloigner, au moins pendant la nuit de son domicile. Pour qu'ils prospèrent, il faut que la terre où il sont plantés soit humide, et cette humidité pourrait à la rigueur être comptée comme une cause d'insalubrité.

26 1. *Mobilier; fabrications variées.* Mais l'homme ayant construit son habitation, eut de nouveaux besoins : il a fallut qu'il renfermât les instrumens de son travail, ainsi que ses armes de guerre ou de chasse; il chercha à se préserver de l'humidité de la terre par des feuilles, des nattes, de la laine, en un mot par des substances sèches élastiques ou molles; il lui fallut bientôt des corps sur lesquels il put s'asseoir ou se reposer; d'autres sur lesquels il lui fut facile de déposer ses effets; d'autres encore où il pût les renfermer; il fit des vases divers pour préparer ses alimens, et fabriqua enfin des outils variés pour des professions compliquées.

262. Considéré sous le rapport de la salubrité de l'habitation, le mobilier peut avoir pour inconvénient : de rétrécir l'espace occupé par celle-ci, et par conséquent de diminuer la masse d'air qui s'y trouve. C'est une circonstance dont il faut tenir compte relativement à la capacité du logement, et, toutes choses égales d'ailleurs, le mobilier le plus salubre sera celui qui occupera le moins de place et qui permettra le mieux la circulation de l'air. Les meubles de bois odorans auront les mêmes inconvéniens que les substances dont il a été déjà parlé.

263. Ajoutez encore que les appareils nécessaires à l'exercice de certaines professions, exigeant des dispo-

sitions spéciales de l'habitation, qui sont trop variées pour être signalées ici et qui peuvent influer plus ou moins sur la salubrité de celle-ci ; tels sont certains vases, certains outils qui exigent des fourneaux particuliers. Les substances pulvérulentes ou volatiles, qui sont travaillées dans l'habitation, nécessitent aussi, lorsque leur action peut être délétère, (telles que le plomb, le mercure, l'arsenic), des appareils de ventilation parfaits et des cheminées spéciales. Celle de M. d'Arcet, modifiée suivant les cas, soit pour les doreurs, soit pour les anatomistes, soit pour la destruction de l'huile pyrogénée, etc., peut avoir sur la salubrité de l'habitation une très grande influence.

264. *Ordre, propreté.* Quelle que bonne que soit la disposition de l'habitation, quelque soit son sol, sa forme, etc., que la propreté préside toujours à ses diverses parties ; ce n'est pas assez que les débris des végétaux, des animaux, des excrétions, ne répandent point d'exhalaisons délétères ; il faut que l'ordre préside à toutes les actions de la vie, et cela dans l'habitation comme ailleurs. L'ordre dans les choses, non-seulement en indique dans la pensée, mais semble lui-même y accoutumer l'intelligence. La malpropreté bien que n'étant pas la source principale des scrophules (Baudelocque), peut à coup sur en favoriser le développement. Le lavage des vaisseaux ou mieux leur grattage (Forget), contribue à entretenir la santé des matelots. C'est par une propreté excessive que le Hollandais combat avec succès les effets fâcheux du climat dans lequel il habite (Marc). En général les habitations malpropres, dans les temps d'**épidémies**, sont celles où la maladie sévit de la manière la plus violente et bien que d'autres causes plus puissantes, combinent

leur action avec celle de la propreté ; il faut cependant ne pas négliger cette influence et dire avec Juvénal :

*Ne atria displiceant oculis venientis amici, ne perfusa luto sit porticus.*

265. *Ornemens, objets d'arts.* Enfin le penchant si naturel à l'homme à orner son domicile, et qui a porté le sauvage à y graver des figures grossières, ou à donner à son abri des formes gracieuses, a conduit aussi l'homme civilisé à embellir son habitation et à appeler les arts pour décorer sa demeure. L'architecture a disposé ses sveltes et élégantes colonnes ; la peinture a retracé les images d'objets chéris ou a rappelé le souvenir d'actions éclatantes, la sculpture a posé ses feuilles d'acanthe sur les lambris dorés, et l'homme a cherché dans son habitation a rivaliser avec les admirables formes de la nature. Du reste il n'a trouvé le vrai beau qu'en se rapprochant de celle-ci ; qu'en suivant toujours les règles de la salubrité. Le bon goût s'est toujours trouvé confondu avec l'utilité ; la gracieuse colonne a permis la libre circulation de l'air ; l'image du père de famille a rappelé de doux souvenirs à ses enfans, et a éveillé de douces pensées ; et l'ornement a toujours été d'autant mieux appliqué à la demeure qu'il a pu avoir un but plus utile. C'est que tout est bien coordonné dans l'univers et que la beauté morale est presque toujours en rapport avec le beau physique et avec la conservation de l'homme.

### CONCLUSIONS DE LA TROISIÈME PARTIE.

266. Les conclusions de ce qui vient d'être dit arrivent à ce résultat : que les divers objets que l'habitation doit contenir pour être salubre : ne doivent pas di-

minuer sa capacité en deçà des besoins de l'homme ;
altérer la pureté de l'air qui s'y trouve ; augmenter
l'humidité de celui-ci, ou mettre obstacle à son renouvellement.

DEUXIEME PARTIE.

# ANNEXES A L'HABITATION PROPREMENT DITE.

A mesure que l'homme a multiplié ses richesses, il a
eu de nouveaux besoins ; il a senti, avons-nous dit, la
nécessité d'affecter de nouvelles cabanes, de nouvelles
huttes à l'usage qui avait d'abord été assigné à certains
espaces de l'habitation première. C'est, en effet, ce que
l'observation a appris, et l'on voit certaines peuplades
qui, à côté de la hutte primitive (Charpenne), en ont
élevé une autre pour renfermer leurs bestiaux ; une
troisième pour leur servir de magasin, etc. C'est ainsi
qu'en usent encore les habitans de nos campagnes. Des
peuples plus industrieux, comme à Siam, au Japon, en
Chine (d'Urville), ont superposé des étages, les ont
peints de couleurs ou de découpures variées ; et, à Paris
comme à Londres, la hauteur des habitations réunies a
acquis de nos jours une élévation telle, qu'elle semble
parfois rabaisser à des proportions minimes les monumens publics situés près d'elles. Les Romains eurent
aussi des habitations fort élevées ; mais ordinairement
la disposition de leurs maisons fut telle, que leurs diverses parties étaient toutes établies sur le même plan.
On peut lire dans dans Pline, Vitruve, dans Palladio,
dans la description du palais de Scaurus, on peut voir,
dans les restes de Pompéi, etc., la disposition remarquable du *Prothyrum* ou vestibule, de l'*Atrium*, au
centre duquel était une cour découverte à la partie

centrale, et circonscrite par de nombreuses colonnes; on peut observer la disposition des chambres à coucher de *l'hibernaculum* ( échauffé déjà , suivant Sénèque, par des tuyaux de chaleur placés dans l'épaisseur des murs de la salle des festins); des *cellæ familiaricæ*, ou chambres des esclaves attachés attachés à la personne du maître; du *venereum*, dont la description est si curieuse, etc. Ces dispositions des habitations, étudiées chez les différens peuples et dans les divers siècles, offriraient un grand intérêt sous le rapport de l'art; mais sont peu importantes pour l'étude hygiènique de l'habitation actuelle de l'homme. N'oublions pas la spécialité de ce travail, et parlons d'abord des annexes faites à l'habitation dans le même corps de bâtiment qui constitue l'habitation première.

PREMIÈRE SECTION.

## PARTIES ANNEXÉES A L'HABITATION DANS LE MÊME CORPS DE BATIMENT.

267. Aussitôt qu'il y eut une famille un peu plus étendue, les parens plus civilisés durent sentir la nécessité de séparer leur lieu de repos de la case première. Ce fut là probablement l'origine de l'*alcove*, qui n'est qu'une division incomplète de la cabane primitive. A moins que l'alcove n'ait des moyens spéciaux d'aération et de lumière, à moins qu'un courant d'air ne puisse la traverser en tous sens, elle a les plus grands inconvéniens, et ceux-ci sont en raison directe de son resserrement, de la cloison plus ou moins complète qui la circonscrit, du peu de largeur de l'espace par lequel on y arrive, de son obscurité, etc. Les rideaux qui la ferment augmentent encore ses inconvéniens. Alors que l'air de la cham-

bre est facilement renouvelé et très-salubre, celui de l'alcôve est stagnant, et souvent très-fétide

268. Des considérations du même genre sont entièrement applicables aux *cabinets* annexés à la pièce prinpale ; les *soupentes* sont encore dans des conditions pires que les cabinets ; car c'est en haut que se porte l'air chargé de miasmes, et celui qui est altéré dans la chambre ne manque pas d'y parvenir. M. Baudelocque a remarqué que les scrophuleux ont souvent habité les arrières-boutiques, et j'ai fait la même observation sur des jeunes gens atteints de fièvre grave. En général, toutes les habitations de cette espèce doivent être supprimées, et lorsque cela n'est pas possible, il faut au moins les aérer et leur donner de la lumière *En somme, le cabinet le plus étroit peut devenir salubre si l'air y circule librement et se renouvelle avec facilité, et si la lumière solaire y parvient aisément.*

269. Les autres pièces ajoutées à l'habitation simple, doivent être disposées de manière diverse, suivant les usages qu'elles ont à remplir, suivant les besoins réels ou factices que la position du propriétaire exige.

En général, elles nécessitent les mêmes conditions de salubrité que le premier logis.

Si la famille est nombreuse, plusieurs chambres à coucher seront utiles.

270. Si l'homme veut se livrer au travail, la portion de l'habitation où il se trouvera devra, s'il reste immobile, être plus échauffée que les antres, et c'est là qu'il devra éviter, s'il étudie, le bruit et les objets de distraction. Là surtout, les courans d'air froid ne devront pas venir le frapper.

271. Si l'homme s'occupe à des travaux manuels ou à des opérations dans lesquelles se dégagent des pous-

sières, des vapeurs, des gaz délétères, etc., l'atelier devra être disposé suivant les besoins de l'industrie, et suivant les préceptes indiqués précédemment. Dans tous les cas, il faudra surtout avoir égard ici à la capacité du logis, à l'aération et à la ventilation des substances nuisibles.

272. L'homme veut-il établir un lieu spécial pour prendre le repas? Que ce lieu soit frais, en été; échauffé en hiver, dans tous les cas bien aéré; il ne faut pas empoisonner par un air vicié les mets succulens qu'on offre à ses amis. Le dallage en pierre est d'autant plus mauvais qu'il a fait plus froid dans la pièce quelques momens auparavant, et que l'air intérieur est actuellement plus échauffé. Il est bon que les alimens desservis ne restent point dans la salle à manger, et les vapeurs qui s'élèvent du vin et de l'alcool doivent trouver dans une ventilation bien entendue une issue facile. La salle à manger sera rafraîchie, en été, par tous les moyens possibles; mais ce rafraîchissement aura lieu d'une manière égale, et non sur un seul point seulement. Il est utile qu'un vestibule, une antichambre, ou au moins une double porte, séparent de l'escalier, la salle du repas.

273. Les mêmes préceptes sont entièrement applicables à la salle où l'on reçoit. Que si vous réunissez une société nombreuse, faites en sorte, dès les commencemens de la soirée, d'ouvrir des vagistas et de les maintenir ouverts tant que cette réunion durera; remarquez, lorsque beaucoup de personnes se trouvent à la fois dans un lieu peu espacé, combien les bougies perdent de leur éclat, lorsque la nuit est avancée. La lenteur de la combustion sera un indice de l'insuffisance de l'hématose, et les jours suivans, vous apprendrez quelquefois que plusieurs des convives ont été atteints de pneumonites ou de pleurites.

271. Les couloirs présentent souvent des inconvéniens opposés. Dans les uns, l'air se renouvelle très mal ; dans les autres, il souffle avec violence, et se refroidit brusquement alors qu'on sort d'un lieu échauffé ; ce sont en général des lieux obscurs et mal sains, et il convient de les éviter. Les *magasins* devront être appropriés à l'espèce de marchandises qu'on y dépose. Il faut, autant que possible, ne pas séjourner dans ceux où les besoins du commerce exigent une atmosphère humide, tels que ceux dans lesquels de la toile, des tissus de fil sont conservés. Il me serait facile de citer des faits curieux à l'appui de cette proposition. La même remarque est applicable aux magasins où se trouvent des substances qui telles que le mercure, le blanc de céruse, le minium, l'orpin, l'orpiment, etc., dégagent de dangereuses poussières ou des vapeurs pernicieuses. Les greniers sont en général plus salubres ; ils doivent être bien aérés et les salles de bains qu'on établit près de la chambre à coucher, pour des raisons de commodité, devraient en être séparées ; si l'on ne prenait pas toutes les précautions nécessaires pour se préserver contre celle-ci, il vaudrait peut-être mieux qu'elles en fussent éloignées, et qu'une couchette y fut placée, dans laquelle le corps pût se reposer et se dessécher avant de rentrer dans le logis. Les baignoires en marbre sont trop froides, et en ce sens insalubres ; celles en tôle sont préférables ; le sol de la pièce où elles se trouvent sera boisé pour éviter le refroidissement des pieds, et il sera même bon qu'il en soit autant du plafond et des murs pour éviter le refroidissement de l'air. La salle de bains devra être spacieuse ; car il n'est pas sans exemple que des employés baigneurs aient été asphyxiés. Il y a lieu de croire que souvent cela n'est pas arrivé par

suite de l'action de la vapeur d'eau, mais bien par celle des gaz délétères qui se seront dégagés du foyer qui échauffait l'eau ou qui seront provenus de toute autre source.

275. « De toutes les pièces d'une maison, les plus mal-saines, ordinairement, sont les *cuisines* ; en général, elles sont mal éclairées, mal ventilées ; on y brûle du charbon dont la vapeur se répand partout et finit par attaquer la santé des personnes qui y vivent constamment ; cependant il n'y a pas de pièces où la ventilation soit plus facile où l'on puisse, par conséquent, obtenir plus de salubrité, ainsi que l'a si bien prouvé M. d'Arcet, qui a donné la description d'une cuisine parfaitement à l'abri de toute émanation dangereuse. Il suffit de placer les fourneaux sous une hotte, communiquant à celles du foyer principal, et dont l'ouverture soit calculée, de manière à former un courant d'air et à entraîner les exhalaisons du charbon. »

276. « On peut encore placer les fourneaux à une certaine distance du foyer, pouvu qu'il soient clos et que la vapeur du charbon, soit attirée dans un tuyau répondant à la cheminée ; nous ne croyons pas qu'il soit nécessaire d'entrer dans tous les détails que M. d'Arcet a donnés ; un constructeur voudra certainement avoir recours à l'ouvrage même, »

277. « Les pierres d'éviers contribuent aussi à l'insalubrité des cuisines ; dans les cuisines on peut ajouter, au-dessus de l'orifice, une cloche, à bord découpés, qui plongeant dans une petite rainure remplie d'eau, n'empêche pas les eaux de passer et que d'ailleurs on peut soulever quelquefois, pour nétoyer le tuyau. »

278. « On a souvent placé les cuisines dans les caves. A moins d'être très-grands, très-aérés et très-secs, les

étages souterrains ne conviennent nullement, à cet usage et on voit souvent les hommes qui y travaillent, avoir des douleurs dans tous les membres, particulièrement dans les jambes. »

279. « Une bonne cuisine doit être vaste, très-élevée, dallée, bien nétoyée, ventilée, près du plafond et près du plancher ; elle doit avoir une cheminée servant d'appel aux fourneaux ; enfin on doit y entretenir la plus grande propreté. » (*Rapport au oonseil de salubrité*).

280. N'oublions pas ici, relativement aux cuisines, le danger qu'elles ont de contenir de l'acide carbonique et d'autres gaz qui se répandent au loin dans les habitations. Que de fois le médecin n'est-il pas appelé pour des accidens qu'il attribue à toute autre cause et qui sont le résultat d'un fourneau qui dégage les produits de la combustion ! Quand l'asphyxie existe à un certain degré, la relation entre la cause et l'effet est facile à constater, il n'en est plus ainsi lorsqu'elle est plus lente et incomplète. Non seulement les cuisiniers sont sujets à de tels accidens, mais encore on les voit survenir sur leurs maîtres. Eloignez dans tous les cas votre cuisine du lieu où vous reposez, et faites surtout que le tuyau de votre habitation ne communique pas avec celui de l'endroit où vos alimens sont préparés ! Songez à la santé de vos domestiques et faites les dépenses nécessaires pour éviter qu'ils tombent malades ou soient asphyxiés.

28 . *Latrines* — On se sert pour l'habitation simple, de ces vases nouvellement employés et qui, fermant par un moyen quelconque permettent de renfermer exactement les matières stercorales et urinaires, et de les transporter au dehors sans répandre d'odeur.

2 2. Presque toujours il est indispensable qu'un lieu spécial soit destiné à cet usage. Le sauvage n'en avait guère

besoin ; l'habitant de nos campagnes s'en passe souvent ; il paraît qu'on ne trouve point de latrines à Pompeï ; dans beaucoup de petites villes, un trou central est fait en terre, et l'ouverture de la fosse est toujours ouverte par une lucarne évasée. Aux portes de Paris, une semblable disposition existe encore. Dans la capitale même, on trouve sous ce rapport, des constructions plus vicieuses ; mais avant d'aborder ces particularités, établissons des considérations générales sur le degré d'insalubrité dont la présence des vidanges et de leurs exhalaisons est accompagnée, non pas pour les vidangeurs eux-mêmes, ce qui s'éloigne du sujet, mais bien pour les habitans de la maison, ce qui y rentre complétement.

283. Il ne paraît pas que l'odeur des matières stercorales accumulées, même en masse énorme, ait par elle-même, beaucoup de dangers. Les amas considérables qui existent à Montfaucon et à Bondy, ne paraissent point avoir sur la santé des habitans du voisinage, une influence fâcheuse ; on sait que, pendant le choléra, il y eut moins de malades et de décès qu'ailleurs ; (rapport de la commission au conseil de salubrité). Dans nos maisons mêmes, il arrive souvent que des odeurs infectes s'échappent des latrines et on ne s'aperçoit pas qu'il en résulte d'accidens. Les vidangeurs, en général, à part, l'asphyxie et les diverses affections qui sont les résultats de leur descente dans les fosses, jouissent ordinairement d'une bonne santé. Les travaux de Hallé, de Dupuytren, de M. Barruel, etc., sur ce sujet, ont eu plutôt pour but la recherche des causes des affections des vidangeurs et des moyens d'y rémédier, qu'ils n'ont constaté les dangers des émanations qui s'élèvent des matières fécales dans des degrés de concentration moin-

dres. Il faudrait que les fosses dégageassent des gaz en quantité bien grande, pour occasionner aux habitans l'ophtalmie des vidangeurs ou l'empoisonnement par l'hydrogène sulfuré ou l'hydrosulfate d'ammoniaque. Seulement il arrive, lorsque la température est très-humide, que les vapeurs ou les gaz qui s'élèvent de la fosse, déterminent un piccotement désagréable aux paupières. M. Raige Delorme affirme même qu'à quelque degré que l'odeur des latrines soit portée, elle est plutôt désagréable que directement insalubre. Toutefois il est des observations qui contre balancent ces faits et les opinions précédentes : une fissure imperceptible existait, à la Monnaie, à un tuyau de latrines près du lit d'un garçon de bureau ; une odeur insupportable se faisait sentir dans la pièce où cet homme reposait ; il mourut sans qu'on en connût la cause. Huit mois après et lorsque le tuyau n'avait pas été réparé, un second individu mourut de la même façon. M. d'Arcet découvrit dans la fissure, la cause des accidens ; il en avertit l'administration ; on ne fit point la réparation nécessaire. M. d'Arcet annonça qu'un troisième habitant de ce lieu périrait et la chose arriva comme il l'avait prédite. Une telle observation suffirait pour prouver que l'odeur et les gaz des latrines peuvent être très dangereux, et tous les faits négatifs ne pourraient en détruire l'importance. D'ailleurs combien de fois n'a-t-il pas pu arriver, que des maladies aient été produites par une telle cause, et que cette cause ait été méconnue ! Toujours est-il qu'il n'est personne qui n'ait été réveillé la nuit, avec malaise, par l'odeur des vidanges ; et qui pourrait croire que l'action continue d'une cause qui produit un tel état, soit sans danger pour la conservation de la santé ? Quand il n'y aurait que l'incommodité elle-même, celle-ci serait tellement voisine de l'insalubrité qu'il faudrait se con- duire comme si elles étaient identiques.

284. Ceci posé : voyons qu'elle est la meilleure dis- position possible pour faire que les latrines de l'habita- tion aient le moins d'inconvénient possible.

285. D'abord la meilleure précaution serait de les éloigner, et de faire que les émanations qui en peuvent provenir, n'arrivent à la maison qu'à travers une masse d'air. Malheureusement il est souvent impossible qu'il en soit ainsi. Dans ce cas il faut autant que possible, les éloigner de la chambre à coucher et des autres lieux où l'on réside le plus souvent ; ensuite elles doivent être exactement fermées du côté de l'appartement. Il est bon, si l'ouverture du siège est fermée, d'établir vers l'exté- rieur du cabinet un tuyau d'appel qui entraîne les gaz vers la rue ou la cour. Ce lieu sera tenu le plus propre- ment possible. Pour éviter que l'eau du cabinet d'ai- sance, qui sert aux lavages qu'il y faut faire, filtre dans les planchers, on pourra recouvrir son sol avec une plaque de métal ou avec des briques trempées dans du bitume bouillant et recouvertes aussi avec cette substance (Raige Delorme) ; les considérations suivan- tes extraites du rapport de MM. Petit, Trébuchet et Rohaut, trouvent ici très-bien leur place.

286. « Les cabinets d'aisance, ont une communica- tion directe avec la fosse, par le tuyau de chute. Il faut donc, ou fermer hermétiquement les sièges, au moyen d'une soupape, ou forcer l'air du cabinet à entrer par le siége dans le tuyau, pour être porté sur un point où la mauvaise odeur soit sans inconvénient.

287. « C'est ce que l'on fait avec les cuvettes à l'an- glaise, ou suivant divers systêmes imités de celui des anglais, ou bien avec un appel forcé par le feu ;

mais on ne peut pas partout employer ces moyens. Dans ce cas, il faut placer sur la voûte de la fosse, un tuyau d'évent, tout-à-fait distinct de celui de chute, et d'un diamètre au moins égal; bien vertical et montant jusqu'au-dessus du toit; il est essentiel, d'établir le tuyau d'évent sur la partie la plus élevée de la voûte et de faire descendre, en outre, le tuyau de chute, au-dessous du premier, afin que les gaz légers qui se forment dans la fosse, se réunissant dans la partie supérieure, soient forcés par la pression de l'air intérieur, agissant sur le tuyau de chute, à monter dans le tuyau d'évent; celui-ci doit être exposé au midi, dans sa partie au-dessus du toit, et mis à l'abri du vent du nord. Mais, sans contredit, le meilleur moyen est de faire passer ces tuyaux d'évent près des cheminées et au-dessus des toits.

288. Les latrines sont elles anciennes et ont-elles besoin d'être réparées, voici les conseils que donne la commission. » Il est nécessaire d'en renouveler le plancher, lorsqu'il est défectueux, et de le renouveler avec les matériaux imperméables, que nous avons indiqués; de leur donner de l'air; d'y établir des tuyaux d'évent, autant qu'on le pourra; de faire couler les urines dans la fosse et non pas sur le pavé des cours. Nous engagerons tous les propriétaires à faire changer les tuyaux de chute composés de poteries, lorsqu'ils auront besoin de réparations, et de n'employer que la fonte pour conduire les matières dans la fosse. La propreté des cabinets d'aisance est si essentielle à la salubrité, que nous croyons devoir insister auprès des propriétaires et des locataires, pour qu'ils apportent tous leurs soins à l'obtenir ».

289. « *Les tuyaux* de chute, se font ordinairement en poterie, mal cuite et présentant une grande quantité

de joints mal faits. Il en résulte une humidité qui se communique aux plâtres dont on les enveloppe, et aux murs auxquels ils sont adossés ; delà naît l'insalubrité des logemens situés près de ces tuyaux, la dégradation des murs, dont les mortiers et surtout le plâtre, sont altérés, et des cloisons, dont les bois sont pourris. Les sondages fréquens, dans les tuyaux de chûte, brisent les poteries trop faibles, occasionnent des filtrations et obligent à des réparations, toujours incomplètes. »

290. « Depuis quelque tems ont fait usage de tuyaux en fonte. Des maisons qui étaient infectées par les latrines ont été assainies par la substitution de ces tuyaux à ceux de poterie. Cependant ces fontes ont aussi des joints, et souvent, malgré le mastic dont on se sert pour les boucher, il en sort des émanations, qui se répandent dans l'intérieur des habitations. Pour remédier à cet inconvénient, il faut isoler le tuyau de chûte, dans un coffre en plâtre, libre dans toute la hauteur du bâtiment, ouvert en bas, et au-dessus du toit seulement. Dans ce coffre il s'établit un courant d'air qui emporte les émanations et même le peu d'humidité qui aurait pu se former sur la surface extérieure du tuyau ».

291. « On pourrait se préserver des émanations insalubres des fosses en vidange, en plaçant, dans la partie supérieure du tuyau d'évent disposé à cet effet, un fourneau d'appel, qui ne serait alimenté que par l'air, qui aurait passé par l'ouverture de vidange, et serait ainsi rejeté dans l'atmosphère, au-dessus des toits en emportant les gaz existant dans la fosse ».

292. « Cependant, le mouvement des matières produirait toujours des exhalaisons qu'il est impossible de

détruire entièrement, mais dont on se garantirait, en grande partie, en faisant usage dans chaque appartement des procédés de désinfection par les chlorures. »

293. « En général, les fosses sont situées sous le sol des caves, quelquefois même, sous celui des secondes caves ; une ordonnance a prévu les dispositions à observer, dans ce cas, pour la sureté des ouvriers, et a prescrit de combler ces fosses, lorsqu'il ne serait pas possible de donner à ces secondes caves, une communication directe avec l'air extérieur ; les mieux disposées sont celles où l'ouverture d'extraction est placée dans une cour ; les ouvriers sont toujours à l'air libre, et il arrive fort peu d'accidens dans ces fosses. Il serait à désirer qu'on n'en permît pas d'autres ».

294. « Le méphytisme, naturel aux *fosses d'aisance*, est considérablement augmenté par les anciennes matières qu'on y laisse quelquefois lors des vidanges ; par les matières étrangères à celles que les fosses doivent contenir ; mais, surtout, par la présence d'eaux ménagères et savonneuses ; il faut donc veiller, avec soin, à ce que les fosses soient parfaitement nétoyées, et à ce qu'on n'y jette aucun corps étranger. »

295. « Ce méphytisme qui est lourd, se cantonne dans les angles, et pénètre dans les vides des murs ; il rend les fosses qui sont mal construites ou dégradées, plus dangereuses pendant les réparations que pendant la vidange, parce qu'il y est reporté avec les matières liquides qui avaient filtré dans les murs et les terres environnantes. L'ordonnance sur les fosses d'aisance a prévu ces vices de construction, en exigeant que les murs soient en meulières, revêtus d'un enduit bien lissé et inattaquable par les matières fécales. Cette ordonnance est dans

l'intérêt général , en prévenant les infiltrations dans la terre, et l'infection du sol et des puits ; dans l'intérêt des ouvriers employés au vidanges, en diminuant le développement de gaz mortels ; et enfin , dans celui des locataires et des propriétaires , en rendant les fosses moins insalubres et moins nuisibles à la durée des bâtimens. Nous ne voyons rien à y changer, et nous croyons seulement , devoir recommander aux propriétaires d'exécuter toutes les dispositions d'un réglement aussi sage, et de veiller , autant que possible, à ce que leurs fosses ne servent pas de réceptacles aux eaux ménagères , soit en établissant dans le voisinage des tuyaux de conduite , soit par tout autre moyen. »

296. Gautier, avait proposé en 1788 un appareil propre à séparer les matières liquides des solides. Une cloison transversale séparait la fosse en deux parties ; l'une, située au dessous du conduit de décharge, devait recevoir et conserver dans la capacité les matières solides, tandis que l'autre était destinée aux matières liquides que l'on pouvait amener sur le sol et enlever à volonté au moyen d'une pompe.

297. Les dangers auxquels les ouvriers vidangeurs sont exposés , l'incommodité des vidanges , les dégradations qu'elles causent dans les propriétés , ont conduit à employer un procédé infiniment supérieur à ceux qui étaient employés : il consiste dans l'emploi des fosses mobiles proposé par M. Caseneuve ( Londe ), et qui consiste à remplacer les fosses par des tonneaux placés à l'extrémié d'un tuyau mobile , tonneau que l'on enlève quand il est plein. Déjà on trouve un appareil de ce genre , anciennement figuré dans un ouvrage que possède M. Chevallier. MM. Parent du Châtelet , Londe, donnent , avec raison , les plus grands éloges à

l'emploi de ce moyen. Voici ce qu'en disent MM. Petit Trébuchet et Rohaut dans leur excellent rapport :

« On fait usage, depuis quelque temps, de fosses mobiles inodores ; ces fosses évitent l'agitation des matières, et par conséqnent leur enlèvement n'a aucun inconvénient. Elles peuvent aussi être tout-à-fait inodores ; mais pour cela il faut leur appliquer les évents dont nous avons déjà parlé, et empêcher que ces matières ne se répandent sur le sol des caveaux ou rez-de-chaussée, sur lesquels ces fosses sont placées. Les propriétaires se tromperaient s'ils pensaient qu'il suffit d'avoir des fosses mobiles pour se garautir des inconvéniens des fosses ordinaires ; il faut les entretenir avec la plus grande propreté et veiller à ce que les tuyaux soient bien placés. Les commissions de quartiers ont signalé quelques maisons où les fosses mobiles répandaient une odeur extrêmement nuisible à la santé des habitans ; d'autres ne présentent aucune cause d'insalubrité, et dans les caves où elles sont situées, on ne s'aperçoit pas qu'on est à côté d'une fosse. »

208. Les fosses mobiles sont, en définitive, infiniment préférables à l'ancien procédé qui, malgré l'emploi des pompes et toutes les précautions prises lors des vidanges, ne peuvent en rien soutenir la comparaison. On leur a reproché avec justice, il est vrai, de dégrader les marches des caves à cause du passage des tonneaux ; mais en vérité une telle accusation est ridicule. Enlever les matières la nuit comme le jour ; n'incommoder en rien les voisins ; ne pas altérer les peintures des escaliers ; l'argenterie des maisons, et surtout ne pas compromettre la santé des ouvriers et des habitans, voilà des avantages incontestables. Comment se fait-il donc que leur emploi ne soit pas devenu général ? Comment reste-t-il une seule fosse à Paris ? Comment des artisans périssent-ils encore

par suite du plomb ou de l'asphyxie? C'est, dit-on, parce que les fosses sont moins dispendieuses. Eh bien ! il est prouvé pour moi qu'elles le sont davantage. (1)

299. Le procédé de MM. Salmon et Payen qui détruisent l'odeur des vidanges avec le limon calciné, celui de MM. Salmon et Payen, qui, aidés des conseils de M. Labarraque, ont appliqué le chlorure à la désinfection des fosses et des latrines, sont d'excellens moyens pour atténuer les inconvéniens des vidanges, mais n'empêchent en rien que les fosses mobiles ne soient préférables aux anciennes. Le procédé de MM Salmon et Payen employé pour les matières recueillies par les tonneaux des fosses mobiles, et combiné avec un filtrage par pression semblable à celui qui est employé à l'Hôtel-Dieu par M. Fonvielle ( rapport de M. Arago ), pourrait peut-être

(1) Des calculs d'intérêt d'argent, ne paraissent guère être du ressort de l'hygiène ; toutefois, s'il ressort de ces calculs quelques applications utiles à la santé publique, il ne faut pas manquer de les établir. Or, il en est ainsi dans cette circonstance et ces calculs je les ai faits : une fosse quelque simple qu'elle soit, coûte de 1000 à 3000 fr. pour premier établissement, suivant sa capacité et les conditions géologiques du sol ; une fosse à réparer coûte souvent beaucoup plus : par hypothèse, admettons *une dépense* première de 1200 fr., qui représentent à 5 o/o,60 fr., soit donc 60 fr. dépensés par an. De plus il faut, suivant la capacité, vider la fosse tous les deux ou trois ans, et les matières devront être en bien petite proportion pour qu'il n'en coûte pas de 100 à 150 fr.. Total 50 fr. par an, qui réunis aux 60 fr. d'intérêts de la somme employée, font une somme de 110 fr. par an. On s'abonne aux fosses mobiles pour 60 ou 80 fr. par an, donc, on y trouve une économie de 30 à 50 fr. par année. Il faut en plus ajouter à celles-ci, pour les propriétaires qui font réparer les anciennes fosses, l'avantage qu'ils trouvent à éviter : 1o les risques qu'ils font courir à leurs maisons en construisant de nouvelles fosses ; 2o les réparations à venir pour ces mêmes constructions ; 3o l'altération des peintures. On a vu des maisons être démolies à l'occasion de la réparation d'une fosse, etc., ici donc, chose rare, l'intérêt matériel du propriétaire est en rapport avec la santé des locataires ; or comme l'intérêt a parlé, il faut espérer qu'alors que le fait sera connu, la salubrité publique y gagnera.

résoudre la question si difficile, de la destruction propo-
sée de Montfaucon et de la conservation pour l'agricul-
ture des matières stercorales. Si cette idée pouvait être
utilisée, un semblable moyen l'emporterait de beaucoup
sur celui qu'on emploie à Londres, et qui consiste à verser dans la Tamise la plus grande partie des matières fé-
cale de cette grande ville.

300. *Escaliers*. — Pour pouvoir s'élever dans les différentes pièces du bâtiment des habitations composées et
à plusieurs étages, il a fallu avoir recours à des plans
inclinés ou à des troncs d'arbres à surface inégale, ou
munis de branches latérales, ainsi que le font les Papous ; à des échelles déjà plus compliquées, ou enfin à
des escaliers. Ceux-ci ont dû dans l'origine, et à l'imitation du tronc d'arbre primitif, être placés à l'extérieur,
puis on les a recouverts d'un toit ; ensuite ils ont été
placés dans le bâtiment même. D'abord droits et raides,
puis contournés en spirale ; on a fini enfin par leur
donner les formes les plus variées, telles que celles qu'ils
présentent aujourd'hui dans nos contrées. On peut voir
dans Palladio des dessins qui représentent des dispositions très-variées des escaliers ; et la première condition
qu'un escalier doit présenter comme hygiène, c'est que,
relativement à sa hauteur, il soit le moins fatigant possible à monter. Pour beaucoup de gens, tels que les
hommes faibles, tels encore que ceux dont la respiration
est courte, il est loin d'être indifférent d'avoir à gravir
un escalier qui soit doux ou escarpé. Un médecin alle-
mand a fait sentir l'inconvénient très-grand qui résultait
de la marche ascendante relativement à l'abaissement du
diaphragme, et a même proposé de gravir les escaliers à
reculons ; probablement ce conseil ne sera jamais suivi.
Il est certain cependant que, dans les maladies du cœur,

une semblable marche ascendante, quoique très-fatigante et difficile , gêne moins la respiration que la manière naturelle. C'est surtout dans le cas où le ventre est gros que l'ascension d'un escalier est pénible.

301. Elle l'est d'autant moins, à hauteur égale, que les marches sont plus larges, que l'escalier est plus droit; qu'il est séparé par des palliers sur lesquels on se repose. Rien n'est plus fatigant que les escaliers qui tournent autour d'un point central, et dont la cage représente une tour. Pour adoucir la pente des marches étroites, on peut les monter obliquement et d'écrire ainsi des zygzags ascendans. Alors, en effet, l'ascension suit un plan incliné beaucoup plus doux. Quand on est robuste, la meilleure manière de gravir un escalier, est de prendre un élan dès les premières marches et de monter assez vîte pour conserver une partie du mouvement que cet élan avait donné ; tel qui monte ainsi, sans essoufflement, un escalier rapide ne pourrait, s'il montait plus lentement, arriver au second étage, sans éprouver de la difficulté à respirer ; quand la marche ascendante des escaliers gêne trop la respiration d'une femme très faible ou d'un convalescent, il est bon que ces personnes se fassent porter par un moyen quelconque jusqu'à leur demeure. Dans ces cas, la fatigue qui résulte de la marche ascendante n'est pas sans danger.

302. D'autres conditions capitales dans un escalier sont la clarté , le renouvellement de l'air, le défaut d'odeur des latrines ; il est bon qu'il soit ouvert, par en haut et par en bas ; mais si dans ses parties inférieures il se trouve des odeurs fétides, il agit comme un tuyau d'appel et conduit dans toute la maison des odeurs insalubres ou incommodes, telles que celles des latrines et des cuisines.

303. « On ne fait, en général, des *Allées* que dans les maisons qui n'ont pas de cour, et qui, parconséqnent, sont privées d'un grand moyen de ventilation ; aussi, doit-on apporter les plus grands soins pour les assainir, en donnant béaucoup d'air aux escaliers qu'elles précèdent, en ménageant les écoulemens d'eaux ménagères de manière qu'elles n'y développent pas des exhalaisons malsaines ; en y entretenant la plus grande propreté. Les gargouilles devraient être toujours bien couvertes et avoir des ouvertures opposées, au dehors du bâtiment, pour y établir un courant d'air ; si on ne le peut pas, il faudrait établir un tuyau d'évent qui, piqué sur la gargouille, monterait au-dessus des toits. La propreté ne peut être obtenue qu'au moyen d'un bon dallage, le pavé présente trop d'inégalités ; enfin la baie d'entrée devrait être fermée par une grille. »

304. « Les allées, dans les maisons de peu de valeur, sont une grande cause d'insalubrité, parce que l'air extérieur y passe avant d'arriver dans les appartemens, et se trouve vicié par suite du mauvais état dans lequel, on les laisse. La plupart sont malpropres ; le sol est couvert de boue ; on y dépose toutes sortes d'ordures ; elles servent à l'écoulement des eaux ménagères, dans des caniveaux mal joints, ou sur du pavé ; enfin si elles sont fermées, l'air ne peut s'y renouveler. Si elles sont ouvertes, les passans s'y arrêtent et en font un urinoir public. Nous recommandons aux propriétaires de les faire daller, et les tenir fermées par une porte à claire voie, d'en renouveler les enduits, lorsqu'ils sont détériorés, de les faire badigeonner si elles ne sont que sales.

305. *La porte d'entrée* de l'extérieur de la maison, est un des plus grands moyens de ventilation. Elle établit un courant d'air fort utile qui souvent s'élève par l'es-

calier. Son ouverture doit être la plus vaste possible. Elle devra rester ouverte dans le jour, et si la sureté l'exige on pourra la remplacer par une porte battante à claire-voie. Il est bon que la nuit, la porte soit percée d'ouvertures qui permettent à l'air de s'introduire du dehors au dedans.

306. *La loge du portier* est presque toujours à Paris, une étroite habitation obscure, humide et insalubre. Malheureusement la disposition des lieux est souvent telle, qu'avec la meilleure volonté il est impossible de disposer ces loges d'une manière plus convenable. Dans tous les cas, si l'on ne peut mieux faire, il faut au moins employer avec le plus de soin possible les moyens les plus actifs pour remédier à l'humidité, pour donner plus d'air et plus de lumière à ces étroites demeures.

### CONCLUSIONS DES CONSIDÉRATIONS PRÉCÉDENTES.

307. Presque toutes les parties annexées à l'habitation simple, faisant partie du même bâtiment, exigent pour être salubres, des circonstances et des précautions analogues à celles qui convenaient pour obtenir la salubrité de cette habitation première. Seulement ces circonstances et ces précautions doivent être modifiées suivant les destinations spéciales, assignées aux diverses parties de l'édifice.

## DEUXIEME SECTION.

## ANNEXES A L'HABITATION SIMPLE, INDÉPENDANTES DU CORPS DES BATIMENT OU ELLE SE TROUVE.

308. L'habitation simple si peu vaste dans les premiers temps , s'agrandissant avec les nouveaux besoins de l'homme civilisé, il est arrivé que la propriété privée a eu de nombreuses annexes au-dehors même du bâtiment. Mais en même temps l'instinct social rapprochant les hommes, de nouvelles constructions se sont élevées autour d'une habitation isolée ; les hameaux, les villages ont été formés, il a fallu alors établir des limites indiquant la propriété respective de chacun.

309. Il en est résulté des espaces plus ou moins étendus, occupés, dans un temps plus ou moins éloigné, par de nouvelles constructions, concédées tantôt à de nouveaux colons, (delà l'origine des villes) , tantôt destinées aux besoins, et d'autres fois aux plaisirs de l'homme riche et puissant.

310. *Les écuries, les étables, les poulaillers,* ont dû d'abord être éloignés de l'habitation. L'odeur fétide que ces lieux répandaient a dû être une raison pour que l'homme les séparât de son logis.

311. Ces demeures sont généralement insalubres et pour l'homme et pour les animaux. Elles sont, comme il a été dit pour les écuries, souvent construites de la manière la plus vicieuse, de là de fréquentes épizooties. Lors de l'épidémie du choléra, une centaine de poules étaient réunies dans un étroit espace, et dans un lieu obscur et non aéré ; à l'exception d'une seule, elles périrent toutes. Il est d'autant plus utile de disposer con-

venablement ces dépendances de l'habitation, qu'elles ont, de l'aveu de ceux qui se sont occupés de ce sujet, une influence marquée sur les maladies des animaux, et que nous avons déjà vu, que celles-ci sont par fois transmissibles à l'homme. Il est utile : de donner à ces constructions des dispositions telles que les eaux s'écoulent facilement, et ne pénètrent pas dans le sol eutre les joint[s] des pierres ; d'enlever chaque jour, et plutôt deux fois qu'une, les fumiers qui s'y trouvent, et s'il s'agit des chevaux ou des bœufs, d'y placer de la paille fraîche ; de veiller surtout à l'aération par des jours larges et bien ménagés ; de donner accès à la lumière par des ouvertures suffisantes ; de dessécher autant que possible, l'atmosphère ; de construire les murs avec des matériaux secs ; de maintenir la pureté de l'air en proportionnant le nombre des animaux à la capacité du logis, et en faisant de temps en temps des lavages à la chaux. Malgré ces précautions, si des épizooties surviennent, et si la saison le permet, il faudra de suite faire parquer les bestiaux, et cette mesure est de la plus haute importance hygiénique. Les toits où l'on met les porcs, seraient de toutes les parties des habitations des campagnes, les plus insalubres, si le peu de soin qu'on prend du lieu où ces animaux sont tenus, n'était pas cause qu'il reste ordinairement ouvert. Il serait utile pour la santé de ces mêmes animaux, pour la qualité de leurs chairs, et pour l'homme exposé aux émanations mal saines qui s'élèvent de ces trous fangeux, qu'on suivit dans leur disposition des règles plus conformes aux lois de l'hygiène.

312. Les constructions dont il vient d'être fait mention, ne devraient jamais, dans la crainte des effets de la foudre et de l'incendie, avoir une forme très conique de leurs toits, et être recouverts en chaume.

3 1 5. L'habitation de l'homme dans les écuries a été conseillée comme agent thérapeutique ; nous avons vu combien elle avait d'inconvéniens, comme hygiène; c'est une raison pour se défier de ce moyen lorsqu'il s'agit de l'homme malade.

314. *Cours*. Les constructions annexées à l'habitation, ont laissé entre elles des espaces. Les maisons des Romains avaient, dit-on, des cours circulaires, autour desquelles venaient s'ouvrir les diverses constructions de l'habitation, qui ne communiquaient à l'extérieur, que par une seule porte (Palais de Scaurus)

315. Du reste, les cours ont des usages fort différents. Tantôt destinées à fournir un espace devant la maison, pour que l'homme puisse y vaquer à ses travaux ; d'autres fois renfermant ses oiseaux domestiques ; servant ailleurs à former l'aire, sur laquelle se bat et se vente le bled, elles ont dans les villes, et surtout à Paris, l'avantage de donner un plus libre accès à l'air et à la lumière.

316. L'habitude de laisser pourrir les fumiers dans les cours des campagnes, est déplorable. Outre la malpropreté qui en résulte, la difficulté de marcher dans la fange accumulée, l'inconvénient de faire pénétrer, dans sa chaussrue, les eaux corrompues qui se trouvent dans la paille altérée, les fumiers des cours de la plupart des fermes, sont une des causes les plus graves d'insalubrité. Les auteurs des 90 relations d'épidémies adressées à l'Académie, de 1830 à 1836, s'accordent presque tous sur ce point, que les fumiers ont eu la plus fâcheuse influence sur leur production. L'homme de la campagne craindrait de laisser près de sa demeure ses propres fécès accumulés, et il ne lui répugne pas de fouler aux pieds le stercor de ses animaux. L'usage plus fort que la raison, la fréquente inocuité des fumiers, la difficulté de reconnaître toujours la cause réelle des maladies, a fait négliger jusqu'à présent ce grave précepte d'hygiène privée; ce serait peut-être à l'hygiène publique à surmonter l'empire de

la routine , et à demander aux lois de mettre un terme à un tel abus.

5i7. Les règles à suivre pour la salubrité des cours de Paris , ont été très bien exposées dans le mémoire de MM. Petit, Trébuchet et Rohault.

3i8. «En général, à Paris, excepté dans les quartiers riches et éloignés du centre , on ne fait des cours que pour donner aux logemens la lumière indispensable, et en conséquence, on les réduit de largeur , autant qu'il est possible. Un grand nombre n'ont pas, en surface, le dixième de celle d'un des bâtimens qui les entourent. Cependant les cours bordées de bâtimens élevés ont besoin de plus de largeur que les rues , où l'air est chassé d'une extrémité à l'autre , par le vent qui a moins d'action dans les cours.

« Il serait à désirer que les cours eussent au moins, en largeur et en longueur , la hauteur des bâtimens qui les dominent ; que leur sol fût toujours mis à l'abri de l'humidité par un pavé à chaux et à ciment ; que l'écoulement des eaux ménagères y fût facile , et qu'on y fît des lavages fréquens. Dans le cas où il ne serait par possible de leur donner les grandes dimensions que nous venons d'indiquer, il serait nécessaire de tenir un des côtés , au moins , et s'il est possible celui du midi , à la hauteur d'un simple rez-de-chaussée.

3i9. « Les commissions de quartiers signalent un grand nombre de maisons où la cour a été couverte à la hauteur du premier étage, pour servir de cuisine à un restaurateur, d'atelier à un charcutier , etc. ; les eaux ménagères coulent dans des gargouilles simplement recouvertes de planches, quelquefois même dans de simples caniveaux ; il est certain qu'il en résulte un inconvénient pour toute la maison ; cependant nous pensons, que si une petite cour , entourée de bâtimens très élevés , était couverte à la hauteur du premier étage, par un chassis vitré, disposé de manière à pouvoir être ouvert, si l'air était appelé par quelque feu continu , et si le

sol était dallé ; si les gargouilles étaient parfaitement entre-
tenues, si enfin la propreté régnait partout, cette cour ne serait pas une cause d'insalubrité, uniquement parce qu'elle
serait recouverte.

320. « Mais si le sol est mal pavé, si les eaux s'écoulent
difficilement, s'il n'y a pas d'appel constant à l'air extérieur
par le feu, il est certain que la couverture de la cour peut
occasionner une grave insalubrité pour le rez-de-chaussée,
puisqu'on y détruit la circulation de l'air.

321. « Une des causes les plus fréquentes d'insalubrité,
dans les cours où il y a des chevaux, est produite par le séjour des fumiers. On ne devrait jamais les y laisser plus de
deux jours.

322. « Toutes les cours trop petites pour recevoir des
voitures, devraient être dallées afin de faciliter l'écoulement
des eaux ; car dans ces cours où le soleil ne peut pénétrer, le
pavé est toujours humide et par conséquent déchaussé avec
promptitude ; les eaux ménagères coulent mal sur les pavés
disjoints et répandent l'infection ; on en a vu où les gaz produits par la fermentation des eaux ménagères, avaient pénétré à une très grande profondeur du sol. »

323. *L'écoulement des eaux ménagères* à l'extérieur du
bâtiment, mérite encore de fixer l'attention de l'hygiéniste.

324. Dans les campagnes, elles sont données aux bestiaux
quand elles contiennent encore des substances alimentaires.
Elles vont se rendre le plus souvent dans des mares qui,
fréquemment à demi-desséchées, ont alors les inconvéniens
des marais, et doivent être, dans tous les cas, les plus
éloignées possible de l'habitation. Les ruisseaux qui s'y rendent, doivent être pavés et entretenus avec la plus grande
propreté. A Vincennes, le maire de la commune constata
une très grande mortalité dans une rue habitée par des gens
riches, et qui était traversée par un ruisseau d'écoulement
infect.

325. Pour l'écoulement des eaux ménagères, dans les villes, laissons encore parler les rapporteurs de la commission :

326. « L'écoulement des eaux ménagères, se fait par des tuyaux appliqués aux murs de face, sur la rue, ou sur la cour, surmontés d'une ou plusieurs cuvettes, ou répondant à des éviers intérieurs. Descendus sur le sol, elles coulent sur le le pavé, ou dans les gargouilles , jusqu'à la rue. »

327. « Les tuyaux se chargent promptement de dépôts, qui donnent lieu à des émanations très insalubres, dont il faut préserver les habitations. On doit donc porter la plus grande attention à ces tuyaux, et empêcher par des syphons ou des couvercles hermétiques, que l'air, passant par les plombs, ne puissent entrer dans les habitations. A défaut de fermetures hermétiques, on doit interrompre la communication directe du tuyau principal, à l'évier intérieur, en plaçant à l'extérieur, des cuvettes intermédiaires, qui permettent à l'air d'entrer dans l'embranchement, sans passer par toute la longueur du tuyau. »

« Le plus possible, il faut conduire les eaux pluviales dans les conduits d'eaux ménagères pour les laver. Il y aura avantage pour la salubrité , et économie pour le propriétaire. On termine ordinairement les tuyaux , par un dauphin, ou bout de tuyau coudé , pour rejeter les eaux loin du pied du bâtiment.

328. Cet usage serait très bon si on n'avait pas de gelées à craindre; mais dans ce cas, les eaux solidifiées par le froid, s'amoncèlent sur la partie horizontale du dauphin, et l'obstruent de manière que celles des étages supérieurs, ne pouvant plus couler , remplissent le tuyau , le font crever , ou se répandent par les éviers , dans les logemens inférieurs. On remédierait à ces inconvéniens , par l'usage des cuvettes intermédiaires, dont nous avons parlé , par la suppression du dauphin, et en terminant le tuyau par une section horizontale; mais, il faudrait que la cuiller qu'on place ordinairement sous le

tuyau, fût très large et disposée de manière à empêcher la dégradation du pied du mur.»

329. « De la cuiller, les eaux coulent sur le pavé ou dans des gargouilles en pierre. Dans le premier cas, il importe que le pavé soit bien posé, et les joints bien garnis, pour que les eaux n'y séjournent pas. Dans le second cas, il faut que la gargouille soit assez large pour qu'on puisse la balayer et la laver facilement, surtout lorsqu'elle est recouverte. Souvent les gargouilles sont faites pour la traversée des bâtiments ; c'est alors qu'elles doivent être l'objet du plus grand soin. Une simple couverture en planches ne peut préserver l'intérieur des maisons, des émanations insalubres qui en sortent ; il est nécessaire que les dalles qui les couvrent soient scellées à la pierre de la gargouille. On ne saurait trop faciliter ces écoulemens d'eaux ménagères, causes extrêmement graves d'insalubrité. »

330. « Quant aux maisons situées sur des rues non pavées, les propriétaires devront se conformer strictement a l'article 37 de l'ordonnance de police du 8 août 1829, et ne jamais diriger leurs eaux ménagères, sur ces rues, à moins d'y établir un ruisseau pavé. »

331. « *Puisards*. Lorsque l'écoulement des eaux, soit pluviales, soit ménagères, ne peut se faire sur la voie publique, on a recours aux puisards ; c'est-à-dire, à une fosse dont les parois sont perméables. Si le puisard ne reçoit que des eaux pluviales, il ne présente aucun inconvénient, mais si on est obligé d'y conduire les eaux ménagères, il peut devenir très incommode, très insalubre. »

332. « Ces eaux, par suite de leur infiltration dans les terres, infectent les puits et déposent sur les parois du puisard, des matières qui finissent par en obstruer les pores, de sorte qu'elles ont de la peine à s'infiltrer, et répandent à l'extérieur, leurs émanations, résultats de la fermentation des matières qu'elles ont entraînées. Pour obvier à ces inconvéniens gra-

ves, il faut souvent curer ces puisards, et en fermer l'ouverture, au moyen d'un syphon, dans lequel l'eau, qui s'écoule, sert elle-même d'obturareur. »

333. « Mais on ne saurait trop recommander d'employer tous les moyens, pour donner aux eaux ménagères un écoulement facile loin de l'habitation. Leur présence près des lieux habités, est une des causes les plus puissantes d'insalubrité. Il faut donc élever le sol des cours de manière à éviter les puisards, et ne jamais en permettre pour les eaux ménagères.

334. « Dans les établissemens industriels, d'où l'on rejette une grande quantité d'eau lessivielle, surchargée de matières animales, les puisards ne peuvent débiter les eaux que très-peu de temps ; ils deviennent promptement semblables à des citernes ; dans ce cas l'usage des puits absorbans, forés jusqu'au dessous de la seconde nappe d'eau , pourrait avoir beaucoup d'utilité.

335. « On ne saurait trop recommander l'entretien des puisards qu'on ne pourrait supprimer; les eaux qui , faute d'infiltration dans les terres, séjournent dans l'intérieur et quelquefois même à l'extérieur, produisent des exhalaisons extrêmement insalubres ; on les prévient . tant que les eaux ne restent pas à la surface, en se servant de syphons, mais ces syphons n'ont plus d'objet quand les eaux ne pénètrent plus dans le puisard ; alors il faut le faire curer , en prenant d'ailleurs les mêmes précautions que pour une fosse d'aisance. Souvent même les puisards sont plus dangereux que les fosses ; des instructions de police , ont indiqué ces précautions à l'égard des fosses ; elles sont les mêmes pour les puisards ; il serait à désirer que ces curages ne pussent être faits que par les hommes habitués à ce genre de travail , et que l'administration fut toujours prévenue, comme elle l'est pour les fosses. Nous conseillons aux habitans des maisons où il y a des puisards de ne jamais y entrer sans y avoir des-

cendu une lumière ; si elle s'éteint, il faut renouveler l'air au moyen d'un tuyau plongeant jusqu'au fond du puisard, et répondant à un fourneau d'appel placé au-dessus ; l'air extérieur pénètre dans la fosse par l'ouverture, et force les gaz malfaisans à remonter par le tuyau d'où ils sont appelés par le feu. »

336. Du reste, si l'on voulait avoir des renseignemens plus étendus sur les précautions que le nétoiement des puisards et des conduits pratiqués pour les eaux ménagères, exigent ; il faudrait lire dans les annales d'hygiène publique, le très-beau travail qui a été publié sur le curage de l'égoût Amelot, par M. Parent du Châtelet, et voir avec quel soin on a surmonté les plus grandes difficultés, et avec quel succès on a veillé sur la santé des ouvriers.

337. *Eaux potables, sources, ruisseaux, rivières, puits.* L'homme, pour sa boisson, pour ses usages domestiques, ne peut que, dans certaines circonstances, la faire parvenir dans le bâtiment où il habite ; ordinairement il peut la recueillir dans les puits que son industrie a creusés dans le sol; parfois il la puise dans les sources voisines de sa demeure, ou dans les eaux courantes près de laquelle il l'a fixée ; d'autres fois enfin, il est parvenu à pratiquer aux courans situés à de grandes profondeurs, et venant de lieux plus élevés que son habitation, une issue facile.

338. Dans tous les cas, il faut chercher à se procurer de l'eau potable. Elle est telle, suivant M. Orfila, lorsqu'elle offre les caractères suivants : « elle doit être fraîche, vive, limpide, incolore et aérée ; elle doit dissoudre le savon sans former de grumeaux et bien cuire les légumes ; elle ne doit se troubler que très-légèrement par l'azotate d'argent et par le chlorure de baryum. Les eaux potables qui se rendent à Paris, contiennent en général de l'air, du gaz acide carbonique; du sulfate et du carbonate de chaux, des atômes de chlorure de sodium (sel marin ), et une petite proportion de sels de

magnésie déliquescents. Les eaux de puits sont surtout riches en sulfate et en carbonate de chaux. L'eau distillée pèse sur l'estomac, parce qu'elle est privée d'air et d'une petite portion de sel. L'eau de pluie est celle qui approche le plus de l'état de pureté. M. Chaptal a observé que celle qui accompagne les orages est plus mélangée que celle d'une pluie douce, et que cette dernière devient plus pure pendant la durée de la pluie. L'eau de rivière tient en dissolution plusieurs matières salines et en particulier des sels calcaires; celle qui coule dans le sein de la terre forme des incrustations de ces mêmes sels, tantôt à l'intérieur des canaux qui la reçoivent, tantôt autour des corps organisés qui y sont plongés. »

339. L'eau de beaucoup de puits, ailleurs qu'à Paris, est salubre; il n'en est pas le plus souvent ainsi à Paris; elle n'est propre ni à la boisson, ni à la cuisson des légumes, ni au blanchissage, mais les sels calcaires qu'elle contient n'empêchent pas de l'employer pour une infinité d'autres usages.

340. «Les impuretés de l'eau des puits, à Paris, sont encore augmentées par l'infection, presque générale du sol, dans les quartiers très-populeux. La manière défectueuse, dont les fosses d'aisance étaient construites, avant l'ordonnance de 1809, a répandu dans les terres, une si grande quantité de matières fécales, que le plus grand nombre des puits est infecté. Il y a peu de remèdes à apporter à cet état de choses, lorsque l'infection vient des fosses; dans ce cas, il faut enfoncer, dans le puits, un tube qu'on descend jusqu'à la seconde nappe d'eau et qui donne, au moyen d'une pompe, une eau claire et dégagée de toutes filtrations du sol. Cette eau se trouve, en général, à une profondeur de 8 à 10 mètres, au-dessous du fonds des puits. »

341. « Ce procédé est une imitation imparfaite, des puits artésiens; mais il ne présente pas les mêmes incertitudes de succès, et coûte infiniment moins cher. Il faut espérer qu'un

jour nous aurons assez d'eau pure , soit au moyen des puits artésiens , soit au moyen des grands travaux que l'administration projette , pour combler les puits; jusques là, nous devons demander qu'on les multiplie , dans l'intérêt de la salubrité générale et particulière , et dans l'intérêt de la sureté contre l'incendie. »

342. « Il est important d'avoir toujours de l'eau pure, pour l'arrosage des rues, le lavage des cours, des allées; etc. Il faut donc avoir soin de faire curer les puits qui auraient été gâtés par la présence de matières étrangères; un puits doit toujours être en état, pour donner des secours en cas d'incendie. »

343. « A ce sujet nous nous élèverons , de tout notre pouvoir, contre la mauvaise habitude d'un grand nombre de locataires et de portiers, qui emploient, pour les arrosages de la voie publique , les eaux du ruisseau. Bien loin de remplir leur but et celui de l'administration, qui est de rafraîchir l'air et de le rendre plus salubre en été, ils le corrompent, et cet usage fréquemment répété est une cause d'insalubrité dans les quartiers les plus sains. »

344. *Les celliers* où se dégagent pendant la fermentation du vin ou de la bière, une grande quantité d'acide carbonique, méritent sous ce rapport une attention toute particulière; outre qu'ils doivent être disposés de telle sorte qu'on puisse y élever au besoin la température intérieure pour déterminer, favoriser ou accélérer la fermentation , ils doivent être pourvus de moyens de ventilation nécessaire pour éviter que le gaz acide carbonique ne s'y répande. Dans ce sens, plus peut-être que sous le rapport de l'avantage qu'il y aurait à recueillir l'alcool contenu dans les gaz (Orfila), il serait bon de faire passer ceux-ci dans des tuyaux particuliers.

345. *Jardins, parcs, murs.* L'homme agrandissant toujours son habitation, a cherché à y joindre une partie des terres qu'il cultivait ou qui étaient sa propriété, delà le jardin , où tantôt il a fait croître les végétaux utiles à sa nourriture , et

d'autres fois ceux qu étaient destinés à embellir les environs de sa demeure. Les avantages et les inconvéniens de ces plantations ont été exposés à l'occasion du choix des lieux ; disons seulement que dans les villes , les jardins méritent une mention spéciale. « Ils entretiennent en général la salubrité, parce qu'ils laissent une grande masse d'air devant les maisons; mais les jardins peuvent au contraire, être une cause d'insalubrité lorsqu'ils sont trop petits et lorsque leur voisinage, trop rapproché des bâtimens élevés , empêche le mouvement de l'air ; si les arbres ne permettent pas au soleil de sécher la terre et d'en dissiper les émanations, nous insisterons beaucoup sur la nécessité de les faire disparaître. »

346. Enfin l'homme a étendu l'habitation à toute une contrée ; il n'a plus compté la surface de son jardin par toises, il a fallu qu'il le mesurât par arpens , et quelquefois par lieues. Des murs ont enclos ses immenses propriétés; il a circonscrit des villages dans son domaine privé ; enfin , son habitation est devenue une vaste campagne dont sa vanité, et non pas ses besoins ou son bonheur, ont reculé les limites. Il oubliait alors ce que disait un homme des champs au monarque qui entourait sans cesse le parc de Versailles d'une enceinte plus vaste : « Quand vous l'agrandiriez mille fois davantage, vous auriez encore des voisins ! »

### CONCLUSIONS DES CONSIDÉRATIONS PRÉCÉDENTES.

347. Les diverses additions que l'homme a faites au bâtiment où était contenu son habitation première, pour être salubres , doivent être disposées suivant les mêmes lois, les mêmes règles, et exigent des soins du même genre, que ceux qui ont été établis à l'occasion de l'habitation elle-même , ou des diverses parties du bâtiment qui y ont été annexées.

## CONCLUSIONS GÉNÉRALES.

348. Les principales influences que l'habitation peut exercer sur l'homme, se rapportent aux effets que la pression atmosphérique, la température, la sécheresse ou l'humidité, la pureté de l'air, la lumière et l'électricité, peuvent déterminer en lui. C'est en choisissant sa demeure et en la disposant de telle sorte, que ces diverses circonstances agissent sur lui de la manière la plus favorable, que l'homme aura le mieux appliqué les règles de l'hygiène relatives aux habitations privées.

La disposition de celles-ci, pour être la plus salubre possible, devra être aussi souvent modifiée, suivant la constitution, les âges, les prédispositions, en un mot suivant l'organisation de l'homme.

En définitive comme le dit Aristote : *Domus vero accomodanda est et ad facultates et ad sanitatem et ad incolentium jucundum usum.* (F. P. Franck).

FIN.

# TABLE DES MATIÈRES.

## DEUXIÈME PARTIE.



Imprimerie de Moessard, rue Furstemberg, 8.

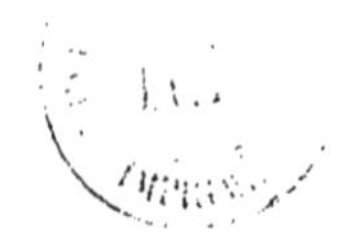

www.ingramcontent.com/pod-product-compliance
Ingram Content Group UK Ltd.
Pitfield, Milton Keynes, MK11 3LW, UK
UKHW022227120726
13694UKWH00002B/738